NOTICE

SUR LES

EAUX MINÉRALES

DE

Castéra-Verduzan,

DÉPARTEMENT DU GERS;

PAR LES DOCTEURS

CAPURON,

INSPECTEUR EN CHEF,

ET BAZIN,

INSPECTEUR-ADJOINT DE CES EAUX.

A Paris,

CHEZ Mlle DELAUNAY, LIBRAIRE,
PLACE ET VIS-A-VIS L'ÉCOLE DE MÉDECINE.

A CASTÉRA-VERDUZAN, A L'ÉTABLISSEMENT.

A AUCH, ⎫
A CONDOM, ⎬ CHEZ LES LIBRAIRES.

1830.

DE L'IMPRIMERIE DE LACHEVARDIERE.

NOTICE

SUR LES

Eaux minérales

DE CASTÉRA-VERDUZAN.

IMPRIMERIE DE LACHEVARDIERE,

RUE DU COLOMBIER, N° 30.

NOTICE

SUR LES

EAUX MINÉRALES

DE

Castéra - Verduzan,

DÉPARTEMENT DU GERS;

PAR LES DOCTEURS

CAPURON,

INSPECTEUR EN CHEF,

ET BAZIN,

INSPECTEUR-ADJOINT DE CES EAUX.

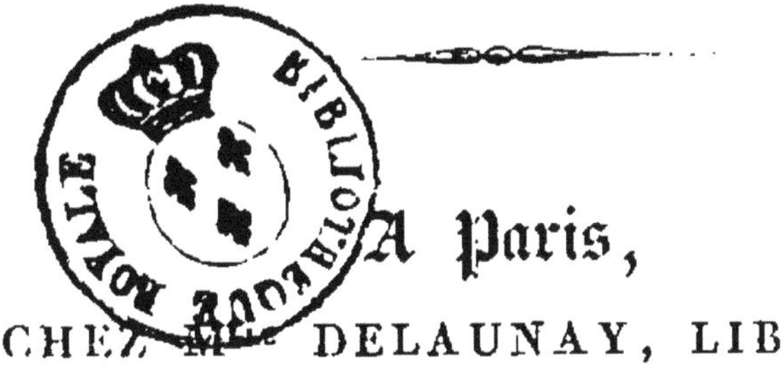

A Paris,

CHEZ Mme DELAUNAY, LIBRAIRE,

PLACE ET VIS-A-VIS L'ÉCOLE DE MÉDECINE.

A CASTERA-VERDUZAN, A L'ÉTABLISSEMENT.

A AUCH,
A CONDOM, } CHEZ LES LIBRAIRES.

1830.

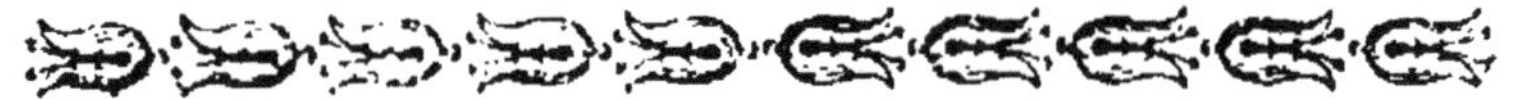

Introduction.

L'auteur de la nature, toujours pro-
digue de ses bienfaits, semble avoir
mis le comble à sa munificence, en
accordant à quelques sources privi-
légiées la propriété de soulager et de
guérir les maux de l'espèce humaine.
Cette propriété résulte de certains
produits minéraux, fixes ou volatils,
que l'eau dissout dans les entrailles de

la terre, d'où elle s'échappe ensuite avec profusion en ondes vives et jaillissantes; mais il en est de ce remède, quelque naturel, efficace et répandu qu'il soit, comme de tant d'autres : il devient fort dangereux, si l'on en use sans précaution et sans discernement. Il faut donc qu'il soit subordonné aux règles de la médecine, dont la vigilante inspection peut en apprécier les avantages et en seconder les effets.

L'homme, dont la triste position est de ne pouvoir vivre sans souffrir, ne tarda pas, au moins s'il faut en croire les historiens, à éprouver l'utile influence des eaux minérales; mais il serait bien difficile, pour ne pas dire impossible, d'assigner l'origine de cette précieuse découverte. Elle remonte vraisemblablement jusqu'au berceau de la civilisation, et se perd dans la nuit des temps. L'Indien, le Chinois et l'Assyrien, le Mède, le Perse et l'Égyptien, le Juif et l'Arabe, le Grec et le Romain, l'habitant des Gaules et celui de la Germanie, en un mot tous les peuples tant anciens que modernes, ont fait usage des eaux et des bains à titre de cosmétique ou de remède. Est-ce l'instinct, est-ce le hasard, est-ce l'exemple des animaux qui a été leur maître ou leur guide à cet égard? peu importe. Il suffit que des malades aient commencé à être soulagés ou guéris par les eaux minérales, et que ces cures se soient renouvelées et transmises d'âge en âge jusqu'à nous, pour qu'on ait encore recours à ces fontaines de salut, et qu'on en espère le même succès. Un remède appuyé sur la longue expérience des siècles doit être nécessairement infaillible; il ne peut produire que du bien dans les cas où il est indiqué.

On conçoit que la curiosité, mère de l'investigation, dut porter les premiers savans à découvrir la cause de cette vertu médicamenteuse. Mais l'état d'imperfection où étaient alors les sciences et les arts fit renoncer à cette entreprise. Et comment en serait-on venu à bout? on manquait de réactifs ou de moyens d'analyse. On aima donc mieux imaginer, supposer que de chercher à grands frais et avec peine ce qui paraissait être hors de la portée commune. La philosophie du temps se retrancha dans ses causes occultes et dans ses principes imaginaires ou invisibles pour expliquer les prodiges des eaux minérales. La fable et le paganisme y placèrent d'absurdes divinités, sous le nom de nymphes ou

de naïades, dont on invoquait la puis-
sance tutélaire. Voilà comment l'aveu-
gle empirisme et la crédule supersti-
tion s'emparèrent d'une branche de
l'histoire naturelle qui ne donnait encore aucune prise au raisonnement,
et ne pouvait être l'objet d'une science.

Cependant la chimie, trop long-
temps captive dans les bornes étroites
de l'ignorance, brisa ses entraves et
prit hardiment son essor. Elle fit des
progrès rapides, et porta le flambeau
de l'analyse jusque dans les plus inti-
mes secrets de la nature. La plupart
des substances qui passaient pour les
plus élémentaires furent décompo-

sées. La terre, l'air et l'eau ne furent plus des corps simples ; on en connut les parties constituantes.

Dès lors plus de mystère, rien de caché dans les sources miraculeuses où des peuplades entières allaient puiser la vigueur et la santé. On decouvrit les principes qui les rendaient salutaires : c'étaient des substances analogues à celles qu'on préparait dans les officines pour la guérison des maladies. On fit encore plus : au moyen de la synthèse, on composa des eaux presque entièrement semblables à celles qu'on avait analysées. Enfin la science en est à ce point de nos jours, qu'on imite jusqu'à un certain point toutes les eaux minérales généralement connues en France et dans l'étranger..

Il en est donc aujourd'hui de ces eaux comme de tout autre médicament composé dont on connaît les élémens. On peut déterminer avec assez de précision les maladies où elles conviennent et celles où elles seraient nuisibles. En général elles manqueront rarement de succès, si l'on sait en proportionner l'emploi à l'âge, au tempérament, au sexe et aux circonstances pathologiques des individus.

La France est un des états de l'Eu

rope où les eaux minérales sont le plus multipliées et le plus abondantes; mais elles ne sont pas toutes également fréquentées, soit parcequ'elles n'ont pas toutes la même efficacité, soit parcequ'il y en a qui ont moins de célébrité que de vertu. De ce dernier nombre sont les eaux et les bains de Castéra-Verduzan, où les seuls départemens méridionaux envoient chaque année beaucoup de malades qui en reviennent guéris ou soulagés; et si les habitans des autres contrées n'en retirent pas les mêmes avantages, c'est qu'ils n'en ont pas entendu parler.

Notre intention, dans cet essai, est

de tirer ces eaux de l'injuste oubli où
elles sont, de les faire connaître, autant qu'il nous sera possible, et de
prouver qu'elles méritent autant, peut-
être plus de confiance et de vogue que
celles qui sont les plus renommées.
Nous n'aurions besoin pour cela que
de citer le témoignage, et de rappeler
les éloges qu'elles ont obtenus des praticiens recommandables qui les ont
visitées, et qui ont eu occasion d'en
observer les effets.

Dans le siècle dernier, Raulin, con-
seiller du roi et inspecteur général
des eaux minérales de France, publia,
en 1770, un recueil d'observations

très curieuses sur celles de Castéra-Verduzan, où il passait tous les ans une partie de l'été et de l'automne. On trouve dans cet ouvrage des cures dignes d'admiration et bien faites pour inspirer la confiance générale.

Vers la même époque, le docteur Cortade de Lavardens, inspecteur de ces eaux, en faisait aussi le plus grand éloge. « Je proteste, disait-il, que je » ne connais pas dans la nature de re- » mède plus généralement utile que » les eaux minérales de Castéra, pour » les maladies chroniques de plusieurs » genres. »

A l'appui de ces autorités, nous

pourrions rapporter celle d'un autre médecin non moins respectable. Voici comment s'exprimait en 1772 le docteur Dulong, médecin à Fleurance, petite ville à trois lieues de Castéra-Verduzan. « De toutes les eaux miné-
» rales que je connais, disait-il, je
» n'en ai point trouvé qui aient eu des
» succès aussi fréquens que celles de
» Castéra. J'assure même qu'elles ont
» procuré plus de guérisons que celles
» de Bagnères de Bigorre, quoique
» celles-ci aient plus de sources que les
» autres. Je donne cette assurance
» d'après cinquante-trois ans de pra-
» tique de mon père, et cinquante de

» celle qui m'est propre. » Que peut-
on opposer à un siècle d'expérience !
comment révoquer en doute la vertu
des eaux minérales auxquelles des
médecins consommés ont prodigué
pendant cent ans de pareils éloges !

D'ailleurs il a régné depuis long-
temps et il règne encore à cet égard
l'accord le plus parfait entre les praticiens les plus connus des villes cir-
convoisines, telles que Bordeaux,
Toulouse, Auch, Agen, Condom,
Lectoure, Montauban, etc.; tous s'empressent aujourd'hui, comme dans les
temps passés, de prôner les bains et
les eaux de Castéra-Verduzan. Tous

proclament les nombreuses et surprenantes guérisons qu'elles ont opérées, et tous continuent par reconnaissance et par conviction d'y envoyer leurs malades.

Nous aurions craint de passer pour froids et pour indifférens, si nous eussions gardé plus long-temps le silence, si nous n'eussions réuni notre faible voix à cet éclatant et unanime concert de témoignages et d'éloges. Nous ne pouvons plus résister au désir de dire la vérité et de publier les merveilleux succès dont nous avons été témoins. Les observations que nous avons recueillies à Castéra-Verduzan ne nous permettent pas de douter que la réputation de ses eaux ne puisse égaler, peut-être même surpasser un jour celle des eaux qu'on va boire aux Pyrénées. De part et d'autre, même composition, mêmes principes élémentaires, mêmes propriétés physiques et chimiques. Pourquoi donc n'y aurait-il pas mêmes vertus médicamenteuses, mêmes succès, mêmes guérisons?

Mais, dira-t-on, les eaux des Pyrénées sont naturellement thermales ou chaudes, tandis que celles de Castéra-Verduzan n'ont qu'une température de dix-neuf à vingt degrés. On ajoutera que la proportion des principes n'est pas la même dans les unes et dans les autres. Cela est vrai ; mais qu'importe cette différence, si elle est tout à l'avantage des dernières ?

D'abord, on peut élever les eaux de Castéra-Verduzan au degré de chaleur qu'on veut sans en altérer les principes ni les propriétés. C'est un fait sur lequel l'expérience et l'observation déposent depuis plus d'un siècle. Mais a-t-on bien constaté que les eaux thermales, refroidies par le contact de l'air ou par leur mélange avec l'eau froide, conservaient également leurs élémens et leurs vertus ?

c'est ce dont il est permis de douter.

Quant à la proportion des substances composantes, nous avouons qu'elle est un peu plus forte dans les eaux des Pyrénées ; aussi les rend-elle plus actives, plus énergiques et plus irritantes. Mais en sont-elles plus salutaires ou plus efficaces pour les malades ? ce n'est pas là non plus notre opinion. On n'estime point aujourd'hui la vertu d'un médicament d'après la violence qu'il exerce sur les organes, mais bien d'après le soulagement ou le bien qu'il procure. Qu'on se représente, qu'on calcule par la pensée l'impression des eaux saturées de sel et de soufre sur l'estomac et les longs replis de l'intestin. Qu'obtiendra-t-on pour résultat? Exactement ou à peu près la même irritation et les mêmes phénomènes qu'à la suite des remèdes drastiques ou fortement purgatifs, qu'à la suite des breuvages sudorifiques ou incendiaires. En partant de cette idée, qu'on juge de l'action stimulante des eaux des Pyrénées. Quel effet produiront-elles sur le vieillard déjà affaibli par le poids de l'âge et par les infirmités qui en sont inséparables; sur le catarrheux dont une toux chronique et opiniâtre a usé la poitrine; sur le podagre dont le conduit alimentaire et les articulations, par le jeu de leurs sympathies, se renvoient alternativement l'irritation? Quel bien faudra-t-il attendre des eaux très salines et très sulfureuses pour le gastronome dont les excès de la table ont ruiné les organes de la digestion, et altéré les sources de la vie; pour le calculeux dont les voies urinaires sont obstruées de pierres, de sable ou de graviers; pour la femme chlorotique, leucorrhoïque, hystérique, dont le corps délabré peut à peine faire ses fonctions, dont les organes de la génération sont presque toujours en mauvais état, et dont souvent le moral n'a pas éprouvé moins de désordre que le physique ?

Hé bien ! nous osons assurer d'après notre expérience et d'après celle de nos prédécesseurs, que les eaux de Castéra-Verduzan, quoique moins chaudes et moins riches en principes, ne seront pas sans utilité dans ces maladies. Nous osons même avancer que, si elles n'en opèrent pas la guérison, elles en procureront au moins le soulagement, et qu'elles ne seront jamais nuisibles. Et n'est-ce pas là, d'après le père de la médecine, le but ou l'indication que l'on doit se proposer en bonne thérapeutique ? Être toujours utile, ne jamais nuire, voilà en deux mots toute la médecine.

Telle est l'idée qu'on doit se faire des eaux de Castéra-Verduzan. Elles portent moins le trouble que le calme dans l'économie générale; elles agissent d'une manière lente, douce, presque insensible : mais elles produisent des effets réels, constans, avantageux, durables; elles ne changent point les affections chroniques en aiguës, mais elles les modifient et les conduisent peu à peu et sans danger à une terminaison favorable; elles ne brusquent et n'exaspèrent aucun mal, mais elles détournent l'irritation dél'organe qui en est le siége; elles la divisent et la disséminent sur tous les autres, pour l'affaiblir plus sûrement; elles ne concentrent point la chaleur dans les viscères, elles ne déterminent point des congestions locales; mais elles raniment doucement les propriétés de la vie et réveillent surtout l'action des principaux dépurateurs; elles augmentent modérément l'exhalation pulmonaire, la transpiration cutanée, le cours des urines et des matières fécales; et par cette série de révulsions partielles, elles opèrent une réaction générale qui débarrasse entièrement les parties menacées de désorganisation; pour tout dire en un mot, elles temporisent, mais elles finissent par triompher : telles qu'un habile général, qui, au lieu d'attaquer son ennemi de front et de lui livrer bataille avec une armée inférieure en nombre, prolonge la guerre et gagne du temps; il le fatigue ainsi par sa lenteur, l'épuise sans combat et le force de lui céder la victoire.

Si l'on comparait maintenant les eaux de Castéra-Verduzan à celles des Pyrénées, sous le rapport de la situation, l'avantage ne serait-il pas tout entier pour les premières? Ici un pays entrecoupé de rians coteaux et de vallons délicieux, une température égale et uniforme, un ciel presque toujours sans nuages, un air extrêmement pur, des routes superbes et très commodes, la facilité de communiquer avec les villes voisines, et de se procurer toute sorte de provisions; là, au contraire, ce que la nature a de plus agreste et de plus affreux; des montagnes escarpées, incultes, arides, où l'on ne gravit qu'avec peine, et dont le front est couvert de neiges éternelles; des précipices où l'on craint de s'engloutir; des chemins âpres, étroits, tortueux, presque impraticables; une température inconstante, qui fait sentir l'hiver et l'été presqu'en même temps, le même jour ; un air rarement calme et serein, mais souvent agité par des tempêtes ; un ciel qu'on dirait être le séjour du tonnerre et des éclairs. Quelle différence pour des malades d'arriver sans difficulté aux sources minérales et d'y trouver tout ce qui peut les égayer et contribuer à leur guérison, ou bien de s'exposer durant leur voyage et leur séjour à des causes physiques et morales capables de les effrayer et d'aggraver leur état ! Qu'on cesse donc de vanter uniquement les eaux des Pyrénées, et de déprécier celles de Castéra-

Verduzan. Pour être juste dans un semblable parallèle, qu'on consulte au moins les faits, et que la partialité se taise quand ils parlent ; ils prouvent que les unes et les autres ont leur prix et leurs vertus ; et, s'il est des cas où les premières sont préférables, il en est aussi où la balance penche pour les dernières.

Une des principales raisons qui ont long-temps empêché les malades des pays éloignés de se rendre à Castéra-Verduzan, c'est qu'on n'y trouvait ni habitations convenables pour se loger, ni provisions pour se nourrir. Certes il faut qu'on ait reconnu de grandes vertus à ces eaux, pour leur accorder quelque confiance, malgré cet état de solitude et de dénuement; il faut qu'elles aient vraiment opéré des merveilles pour triompher de tous les obstacles et pour s'élever au point de prospérité où elles sont aujourd'hui. Qu'on se figure, au milieu d'une petite prairie et sur le bord d'une modeste rivière, deux fontaines plus modestes encore; qu'on se les figure entourées de boue, éloignées de toute demeure, presque inaccessibles, et l'on aura une idée de ce que l'industrie a dû faire pour les embellir et pour y attirer le public.

Que de changemens! que d'amé-
liorations! On se plaît à contempler
aujourd'hui un grand village, presque
une ville, là où l'on ne trouvait jadis
qu'un terrain marécageux et infect;
des hommes et des animaux domesti-
ques, où l'on n'entendait que le cri lu-
gubre de l'immonde et hideux reptile;
des maisons très bien bâties où l'on
n'apercevait pas une chétive cabane;
des hôtels et des auberges commodes
où l'on n'avait pas de quoi s'abriter et
reposer sa tête. Mais ce qui est le plus
digne d'admiration, c'est le vaste et
magnifique édifice qu'on doit à la phi-
lanthropie de monsieur le marquis de

Pins, l'un des plus riches propriétai-
res du pays. Ce monument, presque
digne des Romains, ne contribuera pas
peu sans doute à étendre la réputation
des eaux et des bains qu'il renferme ;
on n'a rien négligé de ce qui pouvait
en rendre l'usage plus facile, plus
agréable et plus salutaire. Il a été construit pendant l'administration de monsieur le baron de Lascours, alors pré-
fet du Gers, qui s'intéressait beaucoup
à cet établissement.

Les eaux minérales de Castéra-Verduzan sont sous l'inspection de deux
médecins nommés par le gouverne-

ment, et dont l'un y passe l'été et une partie de l'automne. Cette inspection a pour objet tout ce qui, dans la saison des eaux, peut intéresser l'hygiène ou la salubrité publique.

Pour donner une connaissance plus exacte et plus détaillée de cet établissement, nous tracerons d'abord la topographie de Castéra-Verduzan ; nous exposerons ensuite les propriétés physiques et chimiques des eaux minérales ; nous en examinerons aussi les vertus médicinales. Nous indiquerons la manière de les administrer et d'en faire usage, le temps et les précautions

qu'elles exigent. Enfin nous rap-
porterons un grand nombre de faits
qui en constatent l'efficacité.

NOTICE

SUR LES

EAUX MINÉRALES

DE

CASTÉRA-VERDUZAN.

ARTICLE I.

TOPOGRAPHIE DE CASTÉRA-VERDUZAN.

*

Ce village, de nouvelle fondation, oc-
cupe à peu près le centre du département du Gers, dont Auch est le chef-
lieu, à trois lieues de distance. Il est au
sud-ouest de cette ville, à l'extrémité
méridionale de l'arrondissement de Condom, dont il est un peu moins éloigné.
On compte à peu près le double de cette

1

distance depuis Agen et depuis Nérac, où Henri IV passa une partie de sa jeunesse. Toulouse en est à quinze lieues, et Bordeaux à vingt-huit ou trente.

On arrive à Castéra-Verduzan par une des routes les plus belles et les mieux entretenues du royaume; c'est celle qui conduit d'Auch à Condom. Elle traverse le village de l'est à l'ouest, et reçoit comme des embranchemens toutes celles qui partent des villes et autres lieux circonvoisins; aussi est-elle très fréquentée. La poste, la diligence, le roulage et toute sorte de voitures y sont jour et nuit en activité.

Les eaux minérales, aujourd'hui le plus bel ornement et l'une des principales ressources de ce village, jaillissent au fond et dans la partie la plus étroite d'un vallon délicieux. Elles sont dominées par deux chaînes de collines, dont l'une orientale est plus élevée et plus escarpée que celle du côté opposé. En creusant à une certaine profondeur, on y distingue différentes couches composées de terre végétale, d'argile ocracée, de sable rouge plus ou moins foncé, et de pierre calcaire. Celle-ci présente çà et là des cristaux lisses, brillans, d'une teinte variée, très durs, ou l'acide sulfurique ne mord qu'avec lenteur.

Ces deux chaînes s'abaissent ensuite et s'écartent peu à peu, en se prolongeant au midi et au nord. Elles embrassent vers ces deux points des plaines étendues et fertiles dont on admire la culture et la végétation. On ne voit au milieu que de grasses prairies où croissent les herbes les plus propres à la nourriture des animaux destinés au labourage. Ces prairies sont arrosées par la rivière de Lauloue, qui serpente si lentement dans le vallon qu'elle semble s'y plaire et ne pouvoir l'abandonner.

Parmi les coteaux voisins, à droite et à gauche, la plupart se couvrent tous les ans de céréales et de légumineuses, dont l'abondante récolte comble les vœux des habitans; quelques autres sont tapissés de grands et superbes vignobles, dont les rameaux chargés de feuilles s'étendent également de tous côtés, et dont le raisin, pendant en grappes vermeilles, promet de joyeuses vendanges. L'œil du voyageur fatigué se repose avec plaisir sur ces tapis de verdure, pendant la chaleur de l'été, et se console d'autres aspects moins agréables qu'il a rencontrés sur sa route. On aperçoit encore dans le lointain, sur le sommet des collines, quelques bouquets de bois touffus, qu'on dirait être au bout de l'horizon et toucher à la voûte du ciel.

Le domaine de chaque propriétaire est entouré de haies d'aubépine et parsemé d'arbres fruitiers qui donnent un air riant à la campagne et semblent n'en faire qu'un grand verger. Le chêne, l'orme, le peuplier, le saule et le frêne bordent les deux côtés de la grande route et de la rivière. Leurs branches entrelacées et leur épais feuillage forment des berceaux que les rayons du soleil ne peuvent percer, et sous lesquels on peut goûter le doux charme de l'ombre et de la fraîcheur.

Des sentiers solitaires, par de nombreux et agréables détours, conduisent du fond du vallon jusque sur les plateaux des collines qui l'environnent. Là, dans les belles matinées et les belles soirées d'été, on respire un air toujours pur; on contemple à loisir le magnifique spectacle de la nature, les riches et brillantes couleurs de l'aurore, le lever majestueux du soleil, et le coucher non moins imposant de cet astre. De là on promène aussi un œil curieux et saisi d'admiration sur des collines et des montagnes plus éloignées qui s'élèvent par degrés au-dessus des collines et des montagnes voisines. On se croit au milieu d'un vaste amphithéâtre appuyé sur les Pyrénées, dont les pics blanchis de neige se perdent dans les nues. De là enfin, on découvre des paysages et des points de vue si variés et si ravissans qu'ils font naître chaque fois le regret de les quitter et le désir de les revoir le lendemain.

Sur l'un de ces plateaux, au sud-est

de l'établissement des eaux minérales,
on remarque le vieux Castéra, village
très élevé qui domine la grande route,
la rivière et la plaine. Il fait partie maintenant de la commune de Verduzan, à
laquelle on a joint son nom. On y trouve
les ruines d'un vieux château construit
par les templiers, où l'on voit encore le
signe sacré de la rédemption.

Du côté opposé et sur le penchant de
la colline occidentale est le village de
Verduzan, ainsi appelé parcequ'il dé-
pendait anciennement d'une terre qui
appartenait à une famille de ce nom. Le
marquis de Miran, descendant de cette
famille et seigneur de Castéra, avant
la révolution, fit bâtir dans la plaine un
très joli château sur la droite de la route
en arrivant de Condom. Cette élégante
construction devint ensuite, comme

tant d'autres, la proie du vandalisme. Abandonné depuis long-temps et presque inhabitable, elle vient d'être démolie, et l'on ne voit plus sur ses ruines qu'une simple et modeste chartreuse.

Non loin de là est un bois planté de chênes, où l'on aperçoit encore des restes de charmille et quelques uns de ces arbustes qui plaisent à la vue et à l'odorat; il est traversé de plusieurs allées, que jadis l'art avait tracées, et dont l'entretien est abandonné maintenant aux soins de la nature. Dans la saison des eaux, on ne manque pas de s'y rendre pour se promener à l'ombre ou pour s'asseoir sur le gazon.

Les vents qui règnent le plus ordinairement à Castéra-Verduzan pendant le printemps, l'été et l'automne, sont ceux de l'est et de l'ouest. On y ressent aussi quelquefois le vent du nord ; mais ce n'est alors qu'un doux zéphir qui rafraîchit l'air embrasé par les feux du soleil. Il est merveilleusement secondé par le vent de l'ouest, qui amène de temps en temps des nuages et des pluies assez abondantes pour désaltérer la terre, et pour en prévenir la trop grande sècheresse.

La température de l'air y est peu variable ; elle est en général douce et modérée. On n'y observe jamais d'excessives chaleurs. Il est bien rare que le thermomètre de Réaumur s'élève à plus de trente-un degrés ; la hauteur moyenne en est de seize à dix-huit. Le baromètre monte rarement au-dessus de vingt-huit pouces quelques lignes, et ne descend pas au-dessous de vingt-sept. Après l'équinoxe et au commencement d'octobre, on observe le matin quelques légers brouillards que le soleil dissipe vers le milieu du jour.

Quoique le village de Castéra-Verduzan soit situé au fond du vallon et sur le bord de la rivière, il n'est point malsain ; on n'y voit jamais régner aucune des maladies dangereuses qui sont le triste privilége des lieux bas et humides. La vie doit s'y prolonger au-delà du terme commun ; il y aura des octogénaires, même des centenaires, comme dans les lieux voisins. Cette salubrité est due aux vents qui soufflent habituellement dans la plaine, et emportent tous les miasmes ou principes morbifiques qui pourraient altérer la santé des habitans.

On a fait usage des eaux minérales dont nous parlons de temps immémorial. La source en était autrefois au milieu d'un marais dégoûtant, d'où l'on n'approchait qu'avec peine avant qu'on les eût rassemblées dans un seul réservoir. A cette époque les malades se rendaient ou se faisaient transporter sur le chemin qui conduisait d'Auch à Condom. Là de jeunes garçons, pour une modique récompense, s'enfonçaient dans la bourbe, allaient puiser l'eau salutaire dans des verres, et s'empressaient de la porter à l'humanité souffrante. Toutefois, malgré l'évaporation qui nécessairement avait lieu dans ce trajet, elle produisait d'excellens effets ; ce qui était une preuve incontestable de sa vertu.

D'où viennent ces eaux? La source originelle ou primitive en est tout-à-fait inconnue. La température et la quantité n'en sont point variables, tandis qu'on observe le contraire dans les autres sources de la contrée. Peut-on présumer qu'elles partent d'un lieu éloigné, et qu'elles sont fournies par les montagnes des Pyrénées qui en sont à quinze lieues ?

Vers le milieu du siècle dernier, un intendant de la généralité d'Auch, un de ces hommes nés pour le bonheur des humains, le célèbre d'Ettigny, dont le nom se rattache à tout ce qu'il y a d'utile et de grand dans le pays, y fit construire un réservoir assez large pour enclore les eaux, et assez élevé pour les mettre à l'abri des inondations de l'Auloue. Il fit entourer ce réservoir de cabinets qui s'ouvraient en dehors, et où étaient quelques baignoires de bois. Comme la construction de cet établissement avait fort peu de solidité, il ne tarda pas long-temps à se dégrader, et l'altération en était telle, que ce n'était plus qu'un vrai cloaque en 1817, lorsque M. le marquis de Pins en fit l'acquisition.

Aujourd'hui le nouvel établissement des eaux minérales est un superbe et vaste édifice dont l'architecture pourrait le mettre en parallèle avec ceux des eaux les plus fréquentées de l'Europe. Pour en donner une bonne idée, nous ne saurions mieux faire que de copier ici la belle et exacte description qu'en a tracée M. le comte de Brivazac, en 1824, époque où il passa la saison des eaux à Castéra-Verduzan. « Un superbe péri-
» style, dit-il, orné de colonnes d'ordre
» pestum, est terminé à droite et à gau·
» che par deux grottes rocailleuses du
» goût le plus élégant. Au centre de ces
» grottes, d'un énorme muffle de lion
» jaillissent les fontaines. Quand on a le
» bâtiment en face, la source sulfureuse

» est à droite, et la source ferrugineuse
» à gauche. Le vestibule par lequel on
» entre dans l'établissement est très vaste
» et parfaitement éclairé. Il conduit à
» des couloirs voûtés qui séparent le
» corps de l'édifice des cabinets de bains;
» chacun de ceux-ci a une voûte parti-
» culière, et une croisée qui suffit pour
» renouveler l'air rapidement, pour don-
» ner beaucoup de jour, et pour le mo-
» dérer également à volonté. Vingt-huit
» baignoires en marbre blanc, placées à
» la manière antique, au niveau du sol,
» sont destinées aux baigneurs. Sur ce
» nombre, deux sont spécialement con-
» sacrées aux pauvres, qui peuvent s'y
» baigner sans rétribution. Six de ces
» baignoires sont alimentées par la source
» ferrugineuse, et la source sulfureuse
» en fournit vingt-deux. A chaque bai-

» gnoire appartient un chauffoir, qui est
» servi de manière que les linges soient
» toujours chauds et jamais mêlés. La
» douche, qui est d'une très grande force,
» peut être dirigée à volonté dans tous
» les sens. On la reçoit dans un bassin de
» marbre placé au centre de l'édifice et
» assez vaste pour qu'il soit possible d'y
» prendre toutes les positions. Un bel
» escalier, un waux-hall spacieux, un sa-
» lon, une salle de billard et de nom-
» breux appartemens composent les par-
» ties supérieures de cet établissement,
» remarquable par son élégance et par
» la réunion de toutes les commodi-
» tés. »

On se rend du village à cet établissement par deux larges et belles avenues
couvertes de sable et bordées d'un gazon
toujours vert; ces deux avenues partant

de la grande route, conduisent par une pente douce et presque insensible aux extrémités du péristyle, et en face des grottes où l'on boit les eaux. Au niveau de la chaussée qui fait suite à la grande route et passe devant le village, s'élèvent deux terrasses ou plates-formes qui regardent les faces latérales de l'édifice, et se rencontrent devant sa face méridionale. Elles sont plantées d'ormes à larges feuilles et de tilleuls sous lesquels on peut goûter le plaisir de la promenade et de la fraîcheur.

Dans presque tous les endroits du royaume où se trouvent des eaux minérales, il y a plusieurs sources, et il est rare que l'une ressemble exactement à l'autre. Les propriétés physiques, chimiques et médicales n'en sont presque jamais les mêmes. C'est ce qu'on remar-

que à Castéra-Verduzan ; des deux sources qu'on a réunies dans le même établissement, l'une contient des principes
sulfureux, l'autre des principes ferrugineux. Elles sont éloignées de quatorze
mètres l'une de l'autre. La sulfureuse
jaillit à vingt-deux pieds de profondeur,
et la ferrugineuse à treize pieds.

Celle-ci est située devant la façade de
l'édifice, et à vingt pieds de distance,
vis-à-vis la seconde colonne du péristyle,
à gauche. Elle jaillit dans un bassin voûté,
d'où l'eau est conduite par un tuyau dans
la grotte correspondante. On l'y voit
couler par un énorme muffle de lion, et
à côté de l'auge qui la reçoit, on aperçoit
un petit tuyau qui donne l'eau de la
boisson. Mais le premier tuyau, avant
de monter au perdant de la grotte, en
fournit un autre qui suit la longueur du

couloir gauche ou oriental, et laisse un tuyau particulier à chacune des six baignoires ferrugineuses.

La source sulfureuse, placée dans l'enceinte de l'établissement, derrière l'escalier, jaillit aussi dans un réservoir voûté. L'eau en sort par deux grands tuyaux, dont l'un conduit à la grotte droite ou occidentale, et y établit, comme la source ferrugineuse, son perdant, après avoir fourni au petit tuyau de la buvette. De l'autre grand tuyau, partent en sens contraire, et vis-à-vis l'un de l'autre, deux nouveaux tuyaux qui alimentent toutes les baignoires sulfureuses de chaque côté; le tuyau qui se dirige à gauche, envoie aussi l'eau à la caisse préparatoire de la douche. De là elle s'élève, par le moyen d'une pompe, jusqu'à une autre caisse placée au sommet de l'édifice, d'où elle descend avec une force et une vitesse proportionnée à la hauteur de sa chute.

Pour élever la température des eaux minérales au degré qu'on désire, on a imaginé un système de calorification qui est fort ingénieux. D'abord, par la seule force qui les fait jaillir, elles montent dans des tuyaux, dont les nombreuses courbures se jouent, pour ainsi dire, au-dessus et aux environs d'une chaudière bouillante. Elles ont acquis par là cinq ou six degrés de chaleur lorsqu'elles refluent dans les tuyaux qui conduisent aux baignoires. Leur température ainsi élevée suffirait déjà pour la plupart des malades; mais les tuyaux se dégorgent aussi dans la partie inférieure de la chaudière, où elles prennent encore de soixante à soixante-dix degrés de chaleur, et d'où par la force d'une pression suffisante, elles se rendent dans les baignoires. Il résulte de là que celles-ci sont alimentées par deux robinets, dont l'un fournit de l'eau tiède, et l'autre de l'eau bouillante. On peut donc, à l'aide de leur mélange, prendre les bains à tous les degrés de température.

Au sud de l'établissement et à la réunion des deux terrasses latérales, on a construit un petit pavillon où l'on a renfermé une roue avec des godets, qu'on fait tourner au moyen d'une manivelle. Cette machine hydraulique sert à puiser les eaux qui s'y réunissent lorsqu'elles ne peuvent s'échapper par le clapet destiné à leur donner issue, ce qui arrive quand la rivière déborde et inonde les prairies d'alentour.

En effet, les eaux se trouvant alors ar-

rêtées par celles de la rivière grossie, s'é-
lèvent avec plus ou moins de rapidité et
refluent vers le pavillon ; si l'on négli-
geait donc de faire jouer la roue, elles ne
manqueraient pas d'entrer dans les baignoires par leurs soupapes, et elles fini-
raient par pénétrer dans l'établissement,
où elles causeraient de grands dommages.

Le village de Castéra-Verduzan, avec
les eaux minérales dont nous venons de
décrire la situation et l'établissement,
possède encore bien d'autres ressources
accessoires qui en secondent l'effet médi-
camenteux. Les malades et les convales-
cens, ainsi que les individus qui jouissent
de la meilleure santé, y trouvent généralement tout ce qui est convenable à
leur état.

D'abord rien n'y manque pour ce qui
regarde le logement. Le pauvre comme

le riche, l'habitant des champs et celui
des villes, l'artisan et le bourgeois, tous
peuvent s'y loger au gré de leurs désirs
et suivant leur fortune. Les maisons y
sont presque neuves et solidement con-
struites; l'architecture en est simple mais
agréable; toutes sont vastes, saines, très
commodes et d'une extrême propreté.

Un autre avantage qu'on trouve à
Castéra-Verduzan, et qui doit toujours
plaire aux étrangers, c'est que les habitans de l'un et de l'autre sexe y ont
le caractère et le cœur excellens. Ils
sont doux, affables, honnêtes, com-
plaisans, officieux, polis, toujours
gais et de bonne humeur. Tendres
et compatissans envers les malades, ils
s'empressent de leur prodiguer tous
les soins nécessaires; ils n'attendent
même pas qu'on leur exprime un désir,

qu'on leur fasse une demande; ils les
préviennent. La bonté leur est si habi-
tuelle, qu'elle semble être née avec eux.
Tous rivalisent de zèle et de bonne intention pour bien accueillir et bien traiter les personnes qui leur accordent leur
confiance. On dirait qu'ils sont moins
sensibles à la rétribution qu'on leur paie
qu'au plaisir qu'on leur procure de faire
le bien; aussi on les quitte avec peine,
on voudrait toujours vivre avec eux.
C'est une consolation que d'être malade
à Castéra-Verduzan. Il semble qu'on ne
peut pas manquer de guérir quand on
est si bien soigné.

A ces avantages il faut ajouter celui
de la nourriture. On y trouve toute sorte
de comestibles et les alimens les plus variés. Le pain y est de très bonne qualité,
le vin du meilleur goût et la viande excel-

lente. Chaque matin, sur la chaussée de la grande route et en face de l'établissement des eaux, se tient un marché très bien pourvu ; on pourrait presque le comparer à celui d'une ville, à cause du mouvement qui l'anime et du commerce qui s'y fait. Les habitans des communes voisines y envoient ce qu'il y a de plus délicat dans leur basse-cour, dans leur jardin et dans leur verger. La chasse et la pêche contribuent aussi à l'approvisionnement. En un mot, volaille, gibier, poisson, légumes et fruits de la saison, tout y est au choix, en abondance et à un prix modéré.

Quant à l'apprêt, à la dépense, au luxe et au service de la table, chacun peut se conformer à son goût, à sa manière de vivre, à ses habitudes, à sa fortune. Entre la cuisine la plus com-

mune et la cuisine la plus recherchée,
entre le régime plus ou moins sévère de
l'homme malade ou convalescent, et la
bonne chère de celui qui se porte bien,
il est beaucoup de nuances ou de degrés
parmi lesquels on peut choisir. Les hôtels
et les auberges de Castéra-Verduzan ne
laissent rien à désirer sous ce rapport. On
peut y manger comme on veut et tant
qu'on veut, seul ou en compagnie, dans
son appartement ou dans une salle commune, dans son hôtel ou ailleurs. On
peut observer la sobriété ou contenter son
appétit; vivre avec parcimonie ou avec
une sorte de magnificence. Les mets les
plus simples comme les plus composés
et les plus savoureux, les vins ordinaires comme les plus fins de France ou de
l'étranger, sont à la disposition de qui-
conque en témoigne l'envie. Tous les

goûts, tous les désirs, même tous les caprices, peuvent se satisfaire. Le palais et l'estomac les plus raisonnables ou les plus indifférens, comme ceux du plus avide ou du plus friand gastronome, y trouvent de quoi se repaître et se délicater.

Enfin on trouve à Castéra-Verduzan toutes les classes de la société. Barons, comtes, marquis, ducs, hommes de robe et d'épée, savans, littérateurs, philosophes, politiques, négocians, en un mot, gens de tous les états et de toutes les professions, se rendent à ce village dans la saison des eaux. Les uns y vont pour y rétablir leur santé, les autres pour y respirer l'air salutaire de la campagne. Le meilleur ton règne parmi eux; ils se prodiguent réciproquement tous les soins et tous les égards. Tous vivent d'accord et en bonne intelligence : on dirait que c'est une même famille, un concours de frères et d'amis ; aussi ne peut-on pas se séparer ou se quitter sans se regretter ; et l'on s'abandonnerait à la tristesse si la peine causée par ceux qui partent n'était allégée par le plaisir que procurent ceux qui arrivent. Ce mouvement presque continuel produit une sorte de diversion et de distraction qui chassent la monotonie ou rompent l'uniformité, mère de l'ennui.

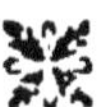

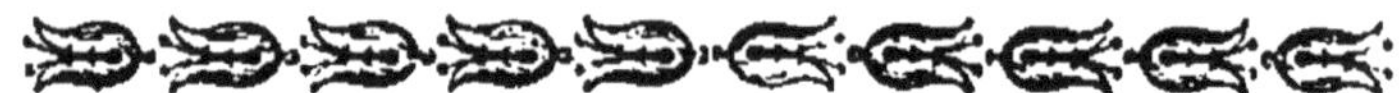

ARTICLE II.

PROPRIÉTÉS PHYSIQUES ET CHIMIQUES DES EAUX
MINÉRALES DE CASTÉRA-VERDUZAN.

*

On est généralement convenu d'appeler *eaux minérales* celles où l'on découvre des minéraux par des procédés chimiques, et qui agissent sur l'économie à la manière des médicamens. Toutefois cette dénomination nous paraît fort impropre, parceque toutes les eaux qui se trouvent au sein de la terre et qui coulent à sa surface, tiennent en dissolution ou en suspension une plus ou moins grande quantité de substances minérales. Nous croyons donc que la dénomination d'*eaux médicinales* serait plus convenable. Nous adopterons néanmoins la première pour nous conformer à l'usage.

Les eaux minérales, comme nous l'avons déjà dit, sont très anciennement connues. Aristote enseignait, quatre cents ans avant Jésus-Christ, qu'elles contenaient des principes de différente nature, d'où résultaient leurs vertus médicamenteuses. Hippocrate a fait mention d'eaux chaudes imprégnées de cuivre, d'argent, d'or, de bitume, de nitre; mais rien n'annonce qu'il en connût l'usage médical. Pline est un des premiers qui aient parlé de la composition des eaux minérales. Vers 1663, Boyle en fit l'analyse, et y découvrit le carbonate de soude. Duclos, vers la même époque, fut chargé par l'Académie de travailler sur les eaux minérales, en les faisant évaporer à différentes reprises. Le Roi, médecin à Montpellier, y a découvert l'hydrochlorate de chaux; Margraf, l'hydrochlorate de magnésie; Priestley, le gaz acide carbonique; Monnet et Bergmann, l'acide hydro-sulfurique ou gaz hydrogène sulfuré. Dans les temps les plus modernes, et pour ainsi dire de nos jours, Lavoisier, Fourcroy, Vauquelin, Deyeux, Thénard, Longchamp et Caventou n'ont pas moins contribué que leurs prédécesseurs à perfectionner l'analyse des eaux minérales.

Ces eaux furent divisées, dans les temps les plus reculés, par rapport à leur température, en froides et en thermales ou chaudes. Les naturalistes et les chimistes modernes, pour mettre plus d'ordre dans une matière aussi étendue, sont convenus d'établir une division fondée sur la nature des principes qui prédominent dans ces eaux, et qui leur donnent presque toutes les vertus médicamenteuses dont elles jouissent.

La division de Fourcroy nous a paru la plus simple et la plus naturelle. Ce célèbre chimiste a partagé les eaux minérales en quatre classes : 1° en *sulfureuses*, qui paraissent jouir de quelques qualités du soufre ; 2° en *ferrugineuses*, dans lesquelles on trouve quelques préparations de fer, telles que le carbonate acide, le sulfate de ce métal ; 3° en *gazeuses* ou *acidules*, dans lesquelles l'acide carbonique est en abondance ; 4° en *salines*, qui tiennent une assez grande quantité de sels neutres en dissolution, et qui agissent comme purgatives et diurétiques.

D'après les recherches de M. Caventou, nous pourrions ajouter à cette division une cinquième classe, celle des *eaux iodurées*. Ce sont des eaux où se trouve en dissolution une certaine quantité d'*iode* qui les rend propres au traitement des affections lymphatiques, et principalement à celui du goître.

Comme les eaux des trois dernières classes ne se trouvent pas à Castéra-Verduzan, nous les passerons sous silence. Nous ne nous occuperons que des deux premières, les seules qui soient dans cet établissement.

Vers le milieu du siècle dernier, ces eaux furent examinées et analysées par Cortade et Sentex, qui étaient sur les

lieux, par Raulin, qui en avait beaucoup observé les effets, et par Costel,
maître en pharmacie à Paris ; mais comme
ces examens et ces analyses se ressen-
taient beaucoup de l'état d'imperfection
où la chimie était encore alors, on a jugé
à propos de les répéter : c'est ce qui a été
fait, en 1821, par le célèbre Vauquelin,
à qui le docteur Capuron avait remis les
résidus qu'avait obtenus, par l'évaporation de ces eaux, M. Manas, chimiste et
pharmacien très instruit de Condom,
conjointement avec le docteur La-
borde, médecin de la même ville, qui
était alors inspecteur adjoint des mêmes
eaux.

Nous nous bornerons donc à rapporter
ici cette dernière analyse, parcequ'elle
nous paraît la plus exacte et la plus conforme aux phénomènes observés chez les

malades qui font usage de ces eaux. De toutes les analyses, celle des eaux minérales est sans contredit la plus minutieuse; aussi n'est-ce que depuis une trentaine d'années qu'on possède une méthode précise de l'obtenir. On ne doit donc pas être surpris que le travail de Vauquelin diffère en quelques points de celui de ses prédécesseurs.

Au reste, les chimistes de notre temps ne sont pas toujours d'accord sur la composition des eaux minérales : ce qui tient à la petite proportion des matières qu'elles renferment, et à l'influence des saisons sur leur combinaison. D'un autre côté, le degré d'exactitude et de rigueur que veut le chimiste serait inutile au praticien; car celui-ci emploie tous les jours les principales substances contenues dans ces eaux à des doses beaucoup plus élevées qu'il ne faut pour constituer une eau minérale. Notre but est de n'envisager ici les eaux de Castéra-Verduzan, que sous le rapport de la thérapeutique qui est le point le plus important. Nous allons donc exposer, quant à leurs propriétés physiques et chimiques, ce qu'il est indispensable que le médecin en connaisse.

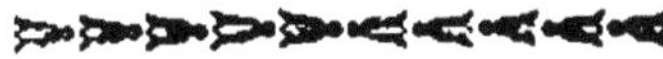

§ I.

Propriétés physiques de l'eau sulfureuse.

La source sulfureuse fournit trois cent vingt-quatre litres d'eau par minute. Elle est très limpide, et elle exhale une forte odeur de foie de soufre ou d'œufs couvés. La limpidité n'en est

jamais troublée, quelles que soient l'abondance et la durée des pluies, pas même
pendant les débordemens de la rivière de
l'Auloue. La quantité en est aussi constamment la même, et elle pourrait four-
nir au double des baignoires qu'elle ali-
mente actuellement. La température ha-
bituelle, en hiver comme en été, en est
de vingt-quatre degrés quatre dixièmes
du thermomètre centigrade, ou de dix-
neuf degrés et demi de celui de Réaumur.

On croit assez généralement que les
eaux minérales doivent être d'autant plus
efficaces, que la température en est plus
élevée. Mais c'est une erreur extrêmement préjudiciable à l'humanité souffrante et aux établissemens dont les sources ne seraient pas douées d'une grande
quantité de calorique. Il est, au contraire, fort avantageux de posséder des

eaux dont la température soit froide ou modérée, pour être plus en rapport avec l'irritabilité et les maladies de certains individus. D'ailleurs, on peut leur donner le degré de chaleur qu'on veut sans leur faire rien perdre de leurs vertus. C'est un fait qui se vérifie tous les jours à Castéra-Verduzan.

L'eau sulfureuse noircit l'argent qu'on y plonge ou qu'on expose au-dessus. Quand on l'a prise dans un verre, on voit s'élever du fond vers la surface des bulles qui sont du gaz hydrogène sulfuré. Sa pesanteur, comparée à celle de l'eau distillée, est comme dix à treize. Elle dépose sur les parois des tuyaux qu'elle parcourt, et dans l'auge de la buvette, un sédiment blanc, onctueux, homogène, inodore, qui paraît être une matière animale, mais

dont l'analyse n'a point encore déterminé la nature. On croit, et nous
partageons cette opinion, que cette substance donne en grande partie aux eaux
minérales la propriété antispasmodique,
antinerveuse ou calmante, qui les rend
si précieuses pour certaines maladies.

§ II.

Propriétés chimiques de l'eau sulfureuse.

M. Manas, de Condom, a traité cette
eau par les réactifs et en a obtenu du
gaz acide-hydrosulfurique ou hydrogène-
sulfuré, du gaz acide carbonique, de l'a-
cide hydrochlorique, de l'acide sulfurique, de la chaux et de la magnésie.

Le même chimiste a fait évaporer jusqu'à siccité vingt kilogrammes de cette eau, et en a obtenu un résidu qui pesait 3 ⚕ + g^r xxxii (5 grames, 6 décigrames). C'est ce résidu que Vauquelin a analysé et où il a trouvé.

Humidité. 0,20

Sels solubles. 1,92

Composés de
{ Muriate de chaux. . . . 0,50
Matière animale. 0,22
Sulfate de chaux. 0,20
Sulfate de soude. 1,10
Muriate de soude. . . . } 0,13
Traces de sous-carbon. . }

Perte. 0,05

Sels insolubles. 2,38

Composés de
{ Sulfate de chaux. . . . · 1,46
Carbonate de chaux. . . 0,81
Matière animale. 0,08
____
2,35
Perte. 0,03

Total. . . 4,90

Perte. . . 0,10

§ III.

Propriétés physiques de l'eau ferrugineuse.

La source de cette eau est moins abondante que celle de l'eau sulfureuse ; elle ne fournit que cent quatre-vingt-quatre litres par minute. Elle est limpide, incolore, inodore, d'une saveur styptique, fraîche, métallique. Dans l'auge où elle est reçue en sortant de la source, on voit se dégager des bulles qui ne sont que du gaz acide carbonique. La température en est un peu moins élevée que celle de l'eau sulfureuse ; elle ne marque guère que dix-neuf degrés au thermomètre de Réaumur. Elle dépose au fond de l'auge et des baignoires un sédiment ocracé ou couleur de rouille, légèrement onctueux. La diaphanéité ou transparence, la quantité et la température n'en sont jamais plus variables que celles de l'eau sulfureuse, quels que soient les changemens de l'atmosphère.

§ IV.

Propriétés chymiques de l'eau ferrugineuse.

Le chimiste de Condom, déjà cité, soumit cette eau, en 1821, à l'action des réactifs, et trouva qu'elle contenait du fer, du gaz acide carbonique, de l'acide hydrochlorique, de l'acide sulfurique, de la chaux et de la magnésie.

Vingt kilogrammes de cette eau, évaporés jusqu'à siccité, donnèrent un résidu qui pesait $\tilde{3}$ vi + g^r liv. (27 grammes). Ce résidu fut envoyé ensuite à Paris par monsieur le marquis de Pins ; et le docteur Capuron le remit à Vauquelin qui en fit l'analyse et y trouva les substances suivantes.

Humidité. 0,22

SELS SOLUBLES. 1,81

Composés de
{
Muriate de chaux. . . . 0,70
Matière animale. 0,10
Sulfate de chaux. 0,16
Sulfate de soude. 1,45
Muriate de soude. . . .}
Et traces de carbonate. } 0,10
}

————

1,81

SELS INSOLUBLES. 2,27

Composés de
{
Matière animale. 0,10
Sulfate de chaux. 1,14
Carbonate de chaux. . . 0,83
Oxide de fer. 0,20
}

————

2,27

————

Total. . . 4,90
Perte. . . 0,10

REMARQUE

sur la formation des eaux minérales.

Il serait sans doute fort curieux de
savoir comment se forment les eaux minérales. Mais cette question, malgré tous
les efforts des physiciens et des minéra-
logistes, est encore enveloppée de ténè-
bres. On n'a que des conjectures, et on
ne peut rien assurer de bien positif là-
dessus. Est-ce l'électricité, est-ce le voi-
sinage des volcans, qui minéralisent les
eaux? Il est possible que ces deux causes
y contribuent quelquefois. Un fait certain et incontestable, c'est qu'on ne peut
méconnaître le jeu des affinités des eaux
avec les substances salines, métalliques
sulfureuses, acides, gazeuses, dont elle

se chargent sans rien perdre de leur transparence. Il y a donc là des dissolutions, des mélanges, des combinaisons, en un mot, de la chimie.

Mais d'où vient la chaleur des eaux thermales ? Quel en est le principe calorificateur ? Ici, autant d'opinions que de savans. Les uns attribuent ce phénomène à une effervescence souterraine, et au mélange des eaux avec des substances en ignition ; les autres l'expliquent par le mouvement ou par la vitesse plus ou moins rapide avec laquelle les eaux parcourent les entrailles de la terre, et heurtent les minéraux qu'elle rencontrent.

Bordeu considère la terre comme un animal qui transpire, et dont les humeurs, qui sont ici les eaux, roulent continuellement de la périphérie au centre. Il suppose que cette circulation peut être gênée à la surface, et que les eaux se concentrent alors ou s'accumulent à l'intérieur; de là des fièvres, des transports ou congestions d'humeurs, des feux souterrains, des orages, des tonnerres, des explosions, qui repoussent les eaux à la surface après les avoir échauffées.

Witting accorde à la terre le pouvoir d'absorber jusqu'à environ vingt milles géographiques au-dessous de sa surface; il suppose qu'à cette profondeur les fluides élastiques sont tellement comprimés qu'ils se convertissent en liquides; d'où il conclut que la chaleur, dégagée par cette pression, échauffe les eaux et leur donne la force de dissoudre les sels qu'elles rencontrent, effet analogue à celui qui a lieu dans le digesteur de Papin.

Suivant Darcet, les eaux pluviales pénètrent à de grandes profondeurs dans l'intérieur de la terre, où elles sont comprimées et échauffées. De là, après avoir dissous les substances qui les minéralisent, elles sont repoussées à la surface, soit par la loi du niveau, soit par la compression des gaz.

Berzélius pense que les eaux, échauffées et rendues plus légères dans le sein de la terre, remontent à sa surface parcequ'elles sont remplacées par les eaux froides qui sont spécifiquement plus pesantes.

De Laplace admet que la chaleur intérieure du globe, rendant les eaux plus légères, entretient continuellement deux courans opposés, dont l'un fait monter les eaux chaudes et l'autre fait descendre les eaux froides.

Quant à la chaleur intérieure de la terre, elle semble démontrée aujourd'hui par les travaux des géologues. Dubuisson a observé que la chaleur devient d'autant plus intense qu'on s'enfonce plus profondément dans les mines, et de Humboldt a fait les mêmes observations en Amérique ; d'où il résulterait que les eaux minérales devraient être d'autant plus chaudes qu'elles auraient des sources plus profondes et qu'elles parcourraient, pour remonter à la surface du globe, des terrains plus mauvais conducteurs du calorique, ou moins capables de les refroidir.

Voilà sans doute bien des explications. Elles sont plus ou moins ingénieuses ; mais nous n'en garantissons aucune. Chacun peut donc adopter celle qui lui paraîtra la plus plausible ou la plus probable.

On peut demander encore si les eaux minérales se forment entièrement et uniquement dans l'intérieur de la terre. Cela ne serait pas exempt de contestation, car les principes minéralisateurs des eaux peuvent être plus ou moins modifiés par l'action de l'atmosphère et par celle des substances végétales ou animales qui s'engendrent et se décomposent soit au fond, soit à la surface des fontaines.

Quoi qu'il en soit de toutes ces conjectures, on conçoit que les grandes catastrophes ou révolutions du globe, les tremblemens, les vastes inondations, etc., ont dû nécessairement influer sur les propriétés physiques, chimiques et médicales des eaux. Voilà sans doute pourquoi certaines sources ont éprouvé momentanément ou pour toujours des changemens dans leur composition, dans leur volume et dans leur température; pourquoi les unes sont devenues plus froides, les autres plus chaudes.

Un phénomène encore bien remarquable dans les eaux gazeuzes, c'est que leur bouillonnement augmente à l'approche des orages, quand le baromètre vient à baisser. La raison en est que la pesanteur de l'air diminue alors, presse par conséquent moins la surface des eaux, et ne s'oppose pas au dégagement des gaz comme pendant le beau temps.

Au reste toutes ces questions intéressent plus le physicien et le géologue que le médecin. Ce dernier, comme le docteur Alibert l'a très judicieusement fait ob-

server, doit imiter Hippocrate et Galien,
qui, uniquement attentifs aux phénomènes de la nature , se mettaient peu en
peine d'en approfondir les causes premières.

ARTICLE III.

PROPRIÉTÉS MÉDICALES.

*

Nous venons de voir que les eaux de Castéra-Verduzan se ressemblaient beaucoup sous le rapport des sels qui entrent dans leur composition. Mais il s'en faut bien que les effets en soient les mêmes sur l'économie animale. Cette différence tient à l'oxide de fer et à l'oxide carbonique libre pour l'eau ferrugineuse, et à l'acide hydro-sulfurique pour l'eau sulfureuse. Voilà aussi pourquoi elles peuvent remplir séparément des indications particulières, ce qui ne les empêche pas néanmoins d'être souvent efficaces ou très avantageuses quand elles sont mêlées ou combinées l'une avec l'autre.

Nous allons faire connaître les maladies ou l'eau sulfureuse convient exclusivement, celles ou l'eau ferrugineuse est indiquée ou mérite la préférence, et celles qui cèdent à l'emploi des deux sources. Nous ne suivrons ici d'autre guide que l'expérience de nos prédécesseurs et la nôtre.

§ I.

Propriétés médicales de l'eau sulfureuse.

L'eau sulfureuse, à cause de son prin-

cipe volatil, est nécessairement stimulante. On doit donc en proscrire l'usage
dans les maladies aiguës où il n'y a déjà que
trop d'irritation dans les organes. Mais
il n'en est pas de même dans les maladies chroniques, où l'économie manque
souvent d'excitation , où les propriétés
vitales languissent, et où les fonctions
s'exécutent d'une manière lente et in-
complète. Bordeu et Pinel ont fait observer qu'on obtient le plus souvent la
guérison de ces dernières affections à
l'aide d'un mouvement fébrile plus ou
moins prompt. Le premier de ces auteurs
attribue l'efficacité des eaux des Pyrénées à l'excitation lente et modérée
qu'elles produisent dans tous l'organisme.

En général les eaux sulfureuses, à
raison de la volatilité et do la ténuité

de leur principe ou élément particulier, pénètrent dans tous les tissus, et agissent sur toutes les parties du corps. Elles accélèrent la circulation des vaisseaux capillaires, et rendent les sécrétions plus abondantes. Mais celle de Castéra-Verduzan, bien qu'excitante comme la plupart des eaux de cette classe, n'opère pas cependant avec la même force ni avec la même promptitude. Elle accélère sans doute comme elles la circulation et augmente les sécrétions; mais elle stimule d'une manière plus douce et pour ainsi dire avec plus de ménagement le système glandulaire, les cryptes ou follicules muqueux, ainsi que les vaisseaux exhalans de la peau et des membranes muqueuses ; elle provoque ainsi des crises modérées, jamais nuisibles, par la transpiration cutanée et pulmonaire, par

les selles, par les urines; elle modifie,
change et régularise la vitalité de la partie affectée; elle la ramène par degrés à
son état naturel et la remet en harmonie
avec le reste de l'organisme; en un mot
elle divise, déplace et détourne les irri-
tations locales, en déterminant une réaction universelle, et une sorte de révulsion ou de métastase sur les principaux
dépurateurs, sans trop les irriter. Telle
est, au moins ce nous semble, la seule
et véritable manière d'expliquer phy-
siologiquement les guérisons surprenantes, pour ainsi dire miraculeuses, qu'elle
produit.

Les effets de l'eau sulfureuse varient
suivant l'âge, le tempérament, le sexe,
la saison, le genre de maladie, la susceptibilité et la profession des individus.
De là une multitude innombrable de

phénomènes qu'il n'appartient qu'à l'observateur attentif de saisir et d'apprécier.

Combien de maladies qu'on regardait comme incurables ont disparu à Castéra-Verduzan par l'usage plus ou moins prolongé de cette eau ! Raulin la préconisait beaucoup contre ce qu'on appelait de son temps obstructions des viscères ; contre la jaunisse et les pâles couleurs ; contre les engorgemens chroniques du foie, de la rate, du mésentère, des reins; contre les affections rhumatismales , dartreuses , psoriques , hypochondriaques, hystériques. On trouve dans son livre un grand nombre d'observations à l'appui de ce qu'il avançait sur la vertu de cette eau. Il ajoutait que Cortade l'avait toujours employée avec succès pour remédier à l'âcreté du sang ; il en avait aussi reconnu l'utilité dans les phthisies commençantes, pour fondre et résoudre les tubercules pulmonaires; enfin il les regardait comme spécifiques ou très avantageuses dans les coliques bilieuses et venteuses, affections qui tiennent à quelques désordre du conduit alimentaire ou de ses annexes.

Toutefois nous sommes bien éloignés de croire que cette eau puisse être conseillée indistinctement dans toutes les maladies chroniques. Il en est d'un tel remède comme des plus efficaces et des plus héroïques; il ne faut en faire usage que lorsque l'indication en est bien précise, et jamais qu'avec prudence et discernement.

L'eau sulfureuse de Castéra-Verduzan convient dans presque toutes les éruptions de la peau, telles que la gale, les dartres, la teigne, le zoster ou zona. Elle guérit aussi toutes les efflorescences ou boutons qui n'ont pas reçu de dénomination particulière, et qui, sans être extrêmement douloureux, ne laissent pas d'être fort désagréables , surtout lorsqu'ils sont situés sur les parties découvertes ou apparentes du corps. Les ulcères atoniques de la peau, entretenus par le vice scrofuleux ou par toute autre cause débilitante ; ceux du nez, qu'on appelle ozènes, à cause de leur odeur insupportable ; les engorgemens des amygdales , du voile du palais , des glandes buccales, sous-maxillaires, parotides , cervicales ; les tumeurs indolentes des aisselles, des aines, des cavités splanchniques et des membres , de la matrice et des ovaires ; le gonflement et le ramollissement des gencives, etc., cèdent avec plus ou moins de facilité à l'administration bien dirigée de cette eau.

Les inflammations chroniques des membranes muqueuses, qui constituent les anciens catarrhes ou rhumes de poitrine, les diarrhées invétérées et rebelles, les coliques, le défaut d'appétit, l'espèce de serrement que certaines personnes ressentent dans le ventre, au creux de l'estomac ou vers le nombril, soit le matin à jeun, soit quelques heures après le repas; les vieux catarrhes de la vessie et de l'urètre, les flueurs blanches, réclament également l'emploi de l'eau sulfureuse, et disparaissent même assez promptement, pourvu que l'irritation des organes ne soit pas trop forte, ni accompagnée de fièvre.

On n'ignore point combien il est quelquefois difficile de distinguer une

simple inflammation chronique d'avec
un ulcère des membranes muqueuses ;
voilà aussi pourquoi le succès de l'eau
sulfureuse n'est pas toujours aussi marqué dans les anciennes affections de ces
membranes ; car les ulcères de pareils
organes, surtout quand ils sont fort invé-
térés, guérissent avec beaucoup de difficulté et de lenteur.

On se rend encore à Castéra-Verduzan, et on y retire de grands avantages
de l'eau sulfureuse pour les suites de
couches et de l'allaitement : telles que
la suppression plus ou moins subite des
lochies qui a donné lieu à l'engorgement de la matrice ou des ovaires, la
suppression du lait qui a occasioné des
duretés au sein ; et même celle de la
transpiration insensible ou de la sueur,
qui est si dangereuse chez les nou-

velles accouchées et chez les nourrices.

On a reconnu de tout temps l'utilité de cette eau dans les affections calculeuses. Tantôt, par sa vertu diurétique, elle chasse les graviers ou petites pierres qui existent dans les voies urinaires; tantôt, par sa propriété excitante, elle modifie les forces vitales des reins , de manière qu'elle fond le calcul, ou en diminue le volume, ou en prévient la formation; tantôt enfin c'est en produisant une diarrhée, ou une diaphorèse plus ou moins abondante, qu'elle déplace l'irritation des reins qui en constituait l'affection.

L'effet de l'eau sulfureuse se fait encore bien remarquer dans les désordres de la menstruation qui tiennent soit à une susceptibilité du système nerveux en général, soit à celle des organes génitaux en particulier. La vertu antispasmodique ou calmante dont cette eau jouit alors ne peut être attribuée qu'à la combinaison de la matière savonneuse avec les principes salins. C'est à la même vertu qu'il faut rapporter le soulagement et la guérison de la céphalalgie, de la migraine, des crampes d'estomac, des borborygmes, de l'asthme nerveux, des convulsions, de la rétraction des tendons, de la sciatique, de l'hystérie, de la manie, et en général de toutes les maladies qu'on nomme nerveuses; mais une condition bien essentielle pour la guérison de ces affections, est qu'elles ne soient point compliquées avec quelque inflammation aiguë du cerveau, de la moelle épinière, des nerfs qui en partent, ni des organes où ils se distribuent.

Enfin l'eau sulfureuse, comme pur-

gative, diurétique, diaphorétique, calmante, est d'une efficacité admirable
dans les rhumatismes chroniques, et dans
les engorgemens non aigus des articulations qui sont les suites d'exostoses, de
luxations, de fractures, et généralement dans toutes les maladies des os.

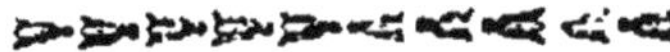

§ II.

Propriétés médicales de l'eau ferrugineuse.

Cette eau, si on a égard à l'élément
chimique d'où elle tire son nom, doit
avoir les mêmes propriétés que le fer.
Or l'expérience atteste que ce métal
condense, resserre et fortifie la fibre
musculaire. Les personnes qui font usage

des préparations martiales ou ferrugineuses ont plus de ton et de force ; elles ont aussi le corps plus ferme, plus sec et plus agile, le sang plus riche et plus coloré ou plus rouge, l'œil plus animé, l'esprit plus vif, le caractère plus gai. Cela prouve que le fer est un excitant ou stimulant qui agit sur tout l'organime en général, et principalement sur le système musculaire, dont il augmente la densité, la fermeté et la contractilité. C'est encore une preuve qu'il donne de l'activité à la circulation, et par conséquent aux sécrétions et aux excrétions, ainsi qu'à toutes les fonctions, soit nutritives, soit dépuratives, dont les organes sont en tout ou en partie musculeux.

Il résulte de là que, par le seul raisonnement et sans l'aide de l'observation,

on pourrait prévoir ou deviner les cas
où l'eau ferrugineuse de Castéra-Verduzan doit avoir le plus d'avantages.

On peut avancer et l'expérience con-
firme qu'elle est très utile toutes les fois
que les muscles volontaires ou involontaires sont dans l'état de relâchement et
privés d'énergie ; par exemple dans certaines paralysies générales ou partielles
qui tiennent uniquement à des causes dé-
bilitantes, et non à quelque phlegmasie
du centre ou des organes situés dans les
cavités splanchniques.

L'eau ferrugineuse triomphe surtout
dans cette espèce d'anorexie à laquelle
l'appauvrissement et la décoloration du
sang ont fait donner le nom de *chlo-
rose ou de pâles couleurs.* Cette maladie est presque toujours compagne
de la faiblesse, de l'aménorrhée ou de

l'absence totale des menstrues ; elle s'observe le plus communément chez les jeunes personnes du sexe aux approches de la puberté. Il arrive quelquefois à cette époque que le sang menstruel ne paraît pas, soit à cause de l'inertie générale de l'individu, ou particulière de l'utérus, soit parceque ce dernier organe n'est pas assez développé en proportion de l'âge. L'eau ferrugineuse ranime alors les forces et favorise la nutrition. L'utérus ne reste pas étranger à ce mouvement, et en reçoit même plus d'influence que les autres organes, à cause de sa texture musculaire ; ses propriétés vitales se réveillent, et le sang arrive dans ses vaisseaux. Bientôt après la menstruation s'établit, et continue tous les mois régulièrement, à moins que d'autres causes ne s'y opposent. La jeune personne marche ensuite à grands pas vers la guérison ; son teint se colore, ses formes se développent ; enfin elle brille de santé, de jeunesse et de grâces.

On a souvent occasion d'admirer les salutaires effets de cette eau dans l'anorexie ou défaut d'appétit, qui ne tient qu'à l'atonie des organes digestifs, et qui se manifeste par des langueurs d'estomac, par des borborygmes ou par des flatuosités. Elle réussit aussi dans les engorgemens chroniques et non phlegmoneux du tissu cellulaire sous-cutané, dans les affections scrofuleuses, dans les hydropisies générales ou partielles, qui dépendent uniquement de la faiblesse et non de l'irritation des viscères ou organes intérieurs. On l'a recommandée avec succès dans le cas de stérilité produite par le relâchement du système utérin et de ses annexes.

On a observé encore qu'elle opérait la guérison des fièvres intermittentes qui avaient résisté au quinquina et aux autres fébrifuges. Cette vertu avait été déjà reconnue dans les eaux minérales par Celse, Sydenham et Boerhaave. Ils en conseillaient l'usage conjointement avec les bains quelques instans avant l'accès, pour en prévenir le frisson et les horripilations.

Enfin cette eau minérale peut être administrée dans toutes les maladies exemptes de complication inflammatoire, et produites seulement par un état d'atonie ou de faiblesse soit générale, soit locale.

Mais l'eau ferrugineuse n'est pas seulement styptique, astringente, tonique;

elle ne borne pas ses effets à rétablir et à augmenter les forces ; elle jouit encore d'une vertu éminemment antispasmodique à laquelle cèdent beaucoup de maladies nerveuses. Nous avons vu tous les ans à Castéra-Verduzan nombre de personnes qui , après avoir épuisé toutes les ressources de la pharmacie et de l'hygiène, n'avaient pas pu recouvrer encore ce calme qui résulte de l'équilibre des fonctions et fait le bonheur de la vie. C'étaient pour la plupart des individus d'une constitution frêle et délicate, d'une mobilité et d'une susceptibilité extrêmes, en un mot d'un tempérament nerveux à l'excès. Ils avaient, en général, le corps maigre et fluet, les formes peu développées, les muscles, surtout ceux de la locomotion, tantôt dans l'état de laxité et comme frappés d'inertie, tantôt au

contraire dans l'état d'ébranlement et
comme agités de légères convulsions. Le
moindre exercice les fatiguait, les acca-
blait. Leur cerveau participait également
à cette espèce d'adynamie ou de faiblesse
générale. Les uns se plaignaient d'éprouver une tendance continuelle au sommeil, les autres ne pouvaient dormir ni
nuit ni jour ; ils étaient incapables de toute
occupation qui aurait pu les captiver.
Celui-ci avait le visage sans expression,
l'œil presque éteint ; celui-là était plein
de vivacité, et montrait parfois une gaieté
qui semblait tenir de la folie. Presque
tous se faisaient remarquer par quelques
écarts ou aberrations dans les facultés
intellectuelles. Leurs maux n'étaient souvent qu'imaginaires ou n'avaient pas le
siége qu'ils leur assignaient. Manies passa-
gères et sans cause déterminée, mélan-

colies, hypochondries, céphalalgies, mi-
graines, troubles de la digestion, crampes
d'estomac, serremens de poitrine, accès
d'asthme, suffocations, soupirs, palpitations, battemens artériels de la tête ou
de l'épigastre, douleurs vagues dans les
membres ; en un mot, tous les désordres
qu'on observe chez les sujets faibles et
nerveux, tel était le tableau des souffrances ou des affections que présentaient
ces malades. On aurait dit que chez eux
les forces vitales avaient abandonné le
système musculaire, pour se concentrer
sur le système nerveux.

Parmi ces individus, les médecins en
avaient envoyé quelques uns aux eaux,
comme pour recourir à une ressource extrême dans des cas désespérés ; quelques
autres, pour les arracher au cercle plus
ou moins monotone de leurs occupations

habituelles, et pour leur faire goûter le charme, souvent efficace, de la distraction, en les faisant changer de lieu, d'air, de régime et de société. Consultés sur leur état, et apprenant que tous les remèdes physiques et moraux avaient échoué sur eux, nous n'hésitions pas à leur faire prendre l'eau ferrugineuse en bain et en boisson. Presque tous étaient soulagés dès les premiers jours; il s'opérait quelquefois en eux de si prompts et de si grands changemens, qu'ils étaient méconnaissables au bout d'une quinzaine, tant ils avaient acquis de force et de santé. Ils étaient en état de se promener et de faire plus ou moins d'exercice, de manger et de digérer mieux qu'avant leur arrivée, d'assister aux sociétés, de prendre part à la conversation. C'étaient en un mot de nouveaux hommes; ils n'éprouvaient plus aucun de leurs maux un mois ou six semaines après. Ils repartaient pleins d'admiration et de reconnaissance pour l'établissement.

Mais comment se rendre compte de cette vertu antispasmodique ou calmante de l'eau ferrugineuse ? Voici l'explication qui nous paraît la plus physiologique et partant la plus raisonnable. Nous croyons que, chez les individus d'un tempérament très nerveux, il y a inégale ou irrégulière répartition des forces vitales, c'est-à-dire qu'elles sont en excès dans les nerfs, et en défaut dans les muscles. Or l'eau ferrugineuse, par sa vertu tonique, agit particulièrement sur la fibre musculaire qu'elle fortifie, pour la mettre en harmonie ou de niveau avec les autres organes. Par conséquent elle rétablit l'équilibre des forces, et les empêche de prévaloir ou de se concentrer sur le système nerveux. Il y a ici, comme l'on voit, une sorte de révulsion par laquelle, de deux organes inégalement doués de vitalité, celui qui en a le moins en reçoit de celui qui en a le plus.

Au reste, qu'importent les raisons et les explications ! les faits sont là et parlent plus haut que les théories. L'expérience atteste que l'eau ferrugineuse de Castéra-Verduzan est antispasmodique et calmante : cela nous suffit. En bonne philosophie, il faut se contenter d'observer les phénomènes de la nature ; et c'est peine perdue que d'en approfondir la cause première quand elle est impénétrable.

Toutefois, il ne faut pas oublier que cette eau contient une matière animale, douce et onctueuse, qui s'y combine avec l'oxide de fer ou avec le carbonate acide de ce métal. Or nous ne sommes pas éloignés de croire que cette combinaison contribue beaucoup à la vertu dont nous venons de rapporter les merveilleux effets. Il est probable que la matière onctueuse calme et modère la susceptibilité du système nerveux, pendant que le sel ferrugineux agit sur le système musculaire et en augmente le ton.

Quoiqu'il en soit, ce liniment tonique et calmant à la fois ne peut point produire de salutaire médication s'il n'est continué quelque temps. Il faut néanmoins qu'il ne développe ni douleur, ni fièvre, ni autre symptôme inflammatoire : l'excitation suffit ici, l'irritation serait nuisible.

C'est vraisemblablement par sa vertu tonique et calmante que l'eau ferrugineuse agit aussi quelquefois avec tant d'efficacité contre certains flux immodérés chez des personnes faibles et nerveuses. On l'a vue arrêter en pareil cas la ménorrhagie ou écoulement excessif des menstrues, faire cesser des blennorrhées intarissables, des hémorrhoïdes surabondantes, des écoulemens involontaires de sperme chez des individus relâchés ou épuisés, des sueurs qu'on regardait comme colliquatives, des pertes de lait qui n'avaient pas de fin après le sevrage, des crachemens outre mesure après des catarrhes ou autres maladies pulmonaires.

§ III.

Propriétés médicales du mélange de l'eau sulfureuse avec l'eau ferrugineuse,

L'usage simultané ou alternatif et plus

ou moins rapproché de ces deux eaux, mérite encore des éloges, parcequ'il produit de grands avantages. Outre les effets qu'on attribue à chacune d'elles en particulier, on a reconnu que leur mélange ou leur combinaison avait la vertu souveraine, pour ainsi dire spécifique, de calmer les affections du système nerveux. Combien de malades, susceptibles et irritables à l'excès, que la moindre émotion ébranlait et mettait hors d'eux-mêmes, ont été soulagés et ramenés à leur assiette naturelle par cette double boisson !

Une autre qualité bien digne de remarque et inappréciable, c'est qu'elles peuvent se prêter un mutuel secours dans certains cas; elles se servent même de remède ou de correctif l'une à l'autre. Ainsi, quand l'eau ferrugineuse est indiquée, et que l'irritabilité de l'estomac la repousse ou en empêche la digestion, on observe que l'usage exclusif de l'eau sulfureuse pendant quatre ou cinq jours, ou à la dose d'un verre seulement tous les matins, avant de boire l'eau ferrugineuse, fait mieux digérer celle-ci, et la rend moins incommode pour l'estomac. Il est aussi des individus que l'eau sulfureuse trop long-temps continuée jette dans l'état de débilité, en excitant les sécrétions au-delà des bornes naturelles ; l'eau ferrugineuse remédie en peu de temps à cet inconvénient, et a la propriété de rétablir les forces. De même, lorsque, par l'usage excessif ou mal réglé de l'eau ferrugineuse, la tonicité de la fibre a dépassé les limites ordinaires, et qu'il survient du malaise ou de la douleur, on a observé que l'eau sulfureuse réussissait à merveille pour ramener l'organisme à l'état d'équilibre et de calme.

Il est une multitude d'autres cas où l'usage simultané des deux sources pourrait être conseillé et suivi de succès ; mais ils sont subordonnés à des indications particulières qui varient pour chaque individu, qui ne peuvent être appréciées qu'en pratique par un observateur attentif, et dont il est impossible de tracer le tableau avec exactitude.

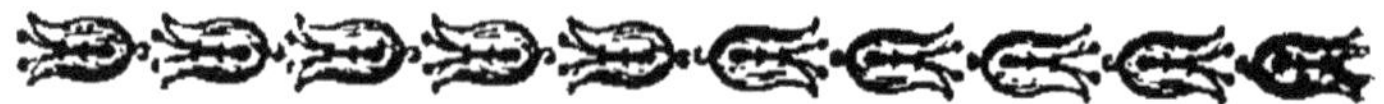

ARTICLE IV.

MODE D'ADMINISTRATION DES EAUX.

*

Dans tous les temps et chez tous les peuples on a conseillé les eaux minérales pendant la belle saison. On trouve dans Galien que, de son temps, il était d'usage de boire au printemps, en été et en automne, des eaux chargées de soufre et de bitume. Ceux qui étaient sujets à la gravelle prenaient alors des eaux minérales par précaution. Nous avons observé aussi que, pour boire avec quelque avantage les eaux de Castéra-Verduzan, il fallait que la température fût élevée et uniforme. Par conséquent l'époque la plus favorable pour en retirer de bons effets s'étend depuis la fin du printemps jusqu'au commencement de l'automne; encore vaut-il mieux s'y rendre en mai, juin, juillet et août, qu'en septembre et octobre; car la température y est beaucoup plus chaude et moins variable dans les quatre premiers de ces mois que dans les deux derniers. L'expérience apprend que l'effet de ces eaux est d'autant plus prompt et plus sensible que la chaleur est plus grande. Nous avons remarqué dans un très grand nombre de cas qu'elles agissaient alors d'une manière spéciale sur les exhalans de la peau, et qu'elles étaient éminemment salutaires en favorisant la transpiration et en provoquant des sueurs abondantes. L'effet en était bien différent, bien moins avantageux, quand elles agissaient sur l'intestin ou sur les reins, et qu'elles devenaient purgatives ou diurétiques. On ne saurait donc trop recommander aux malades qui ont besoin de ces eaux, de s'y rendre au commencement de la belle saison.

Les eaux minérales de Castéra-Verduzan se donnent en boisson, en lotions, en injections, en douches et en bains.

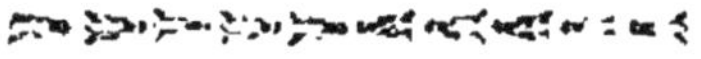

§ 1.

De la boisson.

C'est dans la matinée qu'on boit les

eaux. Il faut aller soi-même les prendre aux sources; car elles perdent toujours de leurs vertus par le transport. On doit les puiser au petit robinet situé à côté de l'auge qui en reçoit le perdant, parceque tous les gaz s'y trouvent plus concentrés. On les prend ordinairement à jeun, afin qu'elles agissent d'une manière plus immédiate sur l'estomac. On en boit d'abord un verre de cinq onces; un quart d'heure d'intervalle suffit presque toujours d'un verre à l'autre. Mais il faut attendre que la digestion du premier soit faite, et qu'il ait bien passé par les voies alimentaires, avant de prendre le suivant. Si le temps est beau, il est très utile de se livrer à la promenade, dans des endroits sains, où l'on respire un air pur. Les allées qui entourent l'établissement offrent à cet égard beaucoup d'avantages. On y trouve pour l'ordinaire celui d'une agréable société. Il est nécessaire d'éviter toute lecture et toute conversation soutenue. La promenade se prolonge ordinairement jusqu'à ce qu'on ait fini de boire.

On doit arriver d'une manière insensible à la plus grande quantité d'eau qu'on veut prendre dans une matinée. Le premier jour la dose n'en est que de deux ou trois verres. Les jours suivans on augmente d'un verre, et quelquefois de deux : cela est subordonné à la manière dont on les digère, à l'âge, au sexe, au tempérament, au genre de maladie, etc. On continue ainsi, jusqu'à ce qu'on soit parvenu à une certaine dose que le médecin doit fixer. En général, la plus forte, comme le dit Raulin, est de huit à dix verres pour les personnes faibles, et de douze à treize pour les robustes.

Il y a des malades qui ne peuvent pas supporter les eaux pures; elles leur pèsent sur l'estomac, leur causent des nausées, des vomissemens, quelquefois même des spasmes, des convulsions; on les coupe alors avec du lait, du petit-lait, de l'eau d'orge, de chicorée; on y ajoute du sirop de gomme, de guimauve, d'orgeat, suivant les indications et le goût des individus. A l'aide de ces différens mélanges, elles deviennent plus supportables et plus faciles à digérer. Nous avons surtout observé que la digestion en était beaucoup plus facile quand on se baignait immédiatement après avoir fini de boire.

On ne doit jamais se faire porter la boisson dans le bain, parceque l'eau s'évapore dans le trajet qu'on est obligé de

parcourir. On peut dire que les personnes qui en agissent ainsi ne mettent pas
à profit le temps précieux qu'elles se sont
proposé de passer à Castéra-Verduzan ;
temps qui est toujours beaucoup trop
court.

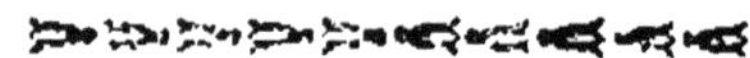

§ II.

Des lotions et des injections.

Les lotions et les injections avec les
eaux minérales constituent un excellent
détersif. Ces deux sortes de médications,
qui se ressemblent, peuvent être employées indistinctement et à toute heure
du jour. Lorsqu'elles sont trop excitantes pour le genre d'affection contre lequel on veut en faire usage, on peut les
combiner avec des décoctions émollien-

les, ou simplement les affaiblir avec l'eau de la rivière.

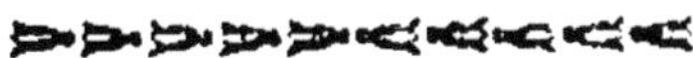

§ III.

Des douches.

La douche est une colonne d'eau qui tombe d'un endroit plus ou moins élevé, et qui frappe plus ou moins rudement la partie du corps sur laquelle on l'applique. On peut la diriger de haut en bas en douche descendante, ou de bas en haut en douche ascendante. On peut l'administrer encore en arrosant sous forme de pluie, comme l'eau qui sort d'une pomme d'arrosoir. Ces différentes formes et directions servent à remplir autant d'indications particulières.

Le diamètre de la douche varie de quatorze à vingt-sept millimètres, ou de six à douze lignes. Elle a ordinairement un mètre deux tiers, ou cinq pieds de chute. La durée doit en être toujours en rapport avec la nature de la maladie et avec la constitution du sujet; elle est ordinairement de dix-sept à vingt minutes, mais ce temps varie suivant les circonstances. S'agit-il de donner du ton, d'exciter la contractilité musculaire, comme dans une paralysie; la douche sera vive, stimulante. S'agit-il de s'opposer à l'afflux du sang vers un organe, comme dans la manie, la frénésie, en la dirigeant sur la tête; elle sera froide et de courte durée. Veut-on, au contraire, ramollir une partie, l'affaiblir de manière qu'elle cède plus facilement aux tractions qu'on y exerce; veut-on, par exemple, donner du jeu à une articulation atteinte de fausse ankilose, il faut la prolonger davantage, et la répéter même plusieurs fois dans le jour; dans ce cas, la chaleur doit en être douce et tempérée.

Si l'on doit prendre le même jour un bain et une douche, il faut commencer par celle-ci. Cette pratique a de grands avantages. En effet, que faut-il éviter en sortant du bain? le refroidissement. Or, pendant l'administration de la douche, le corps reçoit en même temps l'impression de l'air; il est donc presque impossible que la température n'en soit pas diminuée. D'un autre côté, il est tout naturel que dans le cas de tumeur ou d'engorgement chronique, de squirrhe, par exemple, on cherche à donner de la fluidité aux sucs accumulés et épaissis,

avant d'exciter les fonctions de la peau
et des lymphatiques. Alors, après que la
douche a excité une sorte d'oscillation,
de commotion préliminaire dans la partie affectée, le bain ouvre plus facilement les pores, dilate les vaisseaux exhalans, et peut opérer plus facilement
la résolution.

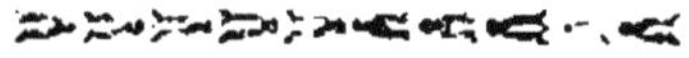

§ IV.

Des bains.

Les bains d'eau douce ont été en usage
dans les temps les plus reculés. Ils étaient
d'une indispensable nécessité aux premiers hommes qui n'avaient pas de vê-
temens, et qui étaient souvent obligés
de se laver pour l'entretien de la pro-

preté. Les lois civiles et religieuses en faisaient un commandement exprès aux habitans des pays chauds, pour les préserver des maladies cutanées auxquelles ils étaient sujets. La même coutume existait aussi chez les Égyptiens et chez les Grecs. Les Romains, qui en connaissaient les grands avantages, avaient fait construire à cet effet un grand nombre d'établissemens pour toutes les classes de la société.

Les bains d'eau minérale ont été connus beaucoup plus tard. On ne les a guère employés comme remède que vers la fin du douzième siècle ; ensuite ils sont devenus un objet de première nécessité dans la pratique de la médecine. Quel soulagement n'ont-ils pas procuré dans une foule de maladies ! Combien de fois n'en a-t-on pas observé et admiré l'efficacité dans les phlegmasies chroniques de la peau, des membranes muqueuses et séreuses, dans les névroses, etc. Les belles analyses des eaux minérales, et les connaissances physiologiques, dit le docteur Alibert, ont particulièrement perfectionné la théorie médicinale des bains, et on est parvenu à mieux en apprécier l'action sur l'économie animale. On les a appropriés au tempérament, au sexe, et à un très grand nombre d'affections qu'on avait regardées comme incurables jusqu'à ce jour.

Quand on prend un bain, le corps y est plongé en totalité ou en partie. Dans le premier cas, on a un bain entier ou général; dans le second, le bain est partiel ou local; ce dernier se divise en demi-bain, en bain de siége, en maniluve et en pédiluve.

Par rapport à la température, on partage encore les bains en chauds, en tièdes, en frais et en froids. Ces différens degrés auxquels on peut les prendre sont relatifs et plus ou moins convenables , suivant le genre de maladie, la constitution , l'âge, le sexe de l'individu , même la chaleur atmosphérique.

La température des bains chauds est de trente à quarante degrés de l'échelle de Réaumur. Ils conviennent toutes les fois qu'il est utile de produire une forte et vaste révulsion sur la peau. On ne doit pas les prolonger plus de vingt à vingt-cinq minutes, à cause d'une réaction sympathique sur les organes intérieurs, qui pourrait devenir très nuisible.

Les bains tièdes ou tempérés sont de vingt-six à trente degrés de la même échelle. On les conseille dans toutes les affections chroniques, où il faut favoriser les sécrétions cutanées et diminuer la sensibilité générale. La durée en est d'une heure, quelquefois de trois à quatre, et même plus, suivant les cas. Ces bains introduisent dans l'économie, par la voie de l'absorption, une certaine quantité d'eau et de principes minéraux, proportionnément à l'état hygrométrique du corps.

Les bains frais et froids ne s'élèvent pas au-dessus de douze ou treize degrés; ils sont utiles dans un très grand nombre d'affections. Ils produisent une sédation bien marquée sur tout le système nerveux; et comme ils ne durent que dix ou douze minutes, ils sont suivis d'une réaction à la peau; ils produisent par conséquent deux effets, la diminution de la sensibilité nerveuse, et la révulsion cutanée. Cette double action les rend très précieux dans toutes les affections des nerfs en général, et surtout dans celles où il y a une exaltation partielle de ce système, telles que l'épilepsie, l'hystérie, l'asthme convulsif, etc. Les bains froids ou frais conviennent encore aux personnes fatiguées par les fortes chaleurs; ils enlèvent alors à l'économie l'excédant du calorique dont elle est accablée.

C'est ordinairement dans la matinée qu'on se baigne à Castéra - Verduzan, après avoir fini de boire les eaux; ce moment est le plus favorable pour cela. L'estomac est libre alors, et les bains agissent avec plus d'efficacité; les forces vitales n'étant pas concentrées ou retenues dans les organes de la digestion, se dirigent plus facilement vers la peau, où elles sont appelées, en augmentent l'action, et y produisent une dérivation salutaire.

On peut sans difficulté et sans danger se baigner dans d'autres momens, et surtout avant le dîner; c'était ce que faisaient les anciens; ils entraient ordinairement dans le bain avant le repas du soir, après s'être débarrassés de leurs affaires; ils étaient persuadés qu'ils se procuraient par là beaucoup plus d'appétit. Il est bien certain qu'on peut se baigner à toute heure du jour et même de la nuit, mais il faut alors que la digestion soit achevée; car il n'y a rien de plus nuisible que d'appeler à la peau les forces vitales que réclament les organes digestifs. Cette intempestive diversion a plus d'une fois causé la mort ou les plus graves maladies.

En sortant du bain, on doit éviter, autant qu'il est possible, le renouvellement trop brusque de l'air, et les courans trop froids. On s'essuiera tout de suite avec des linges chauds et bien secs. Si la température atmosphérique le permet, si elle est chaude ou modérée, quelques tours de promenade ne peuvent que faire beaucoup de bien, quand on s'est rhabillé. Les personnes faibles se livrent aussi avec avantage à quelques heures de sommeil. En général, il est très prudent de se vêtir un peu plus qu'à l'ordinaire quand on se baigne le matin.

ARTICLE V.

DU TEMPS QUE DOIT DURER L'USAGE DES EAUX.

*

Le temps pendant lequel on doit faire usage des eaux de Castéra-Verduzan est d'un mois à six semaines ou deux mois ; cette durée doit néanmoins être proportionnée à la nature de la maladie, aux forces, à l'âge, au tempérament, et enfin aux avantages qu'on en retire. Mais faut-il toujours attendre un mois avant de savoir ou de pouvoir prononcer qu'elles sont utiles ou non? De même que tous les remèdes préparés par la pharmacie contre les affections chroniques , les eaux minérales ne produisent pas toujours subitement et en peu de jours les effets dont elles sont capables. Certes, vingt-cinq livres d'eau , prises en deux ou trois jours, n'agissent pas comme si elles étaient bues en trois ou quatre fois plus de temps ; c'est par une action douce, lente, successive, graduée, plus ou moins souvent répétée, qu'elles opèrent les plus parfaites guérisons; on peut fort bien leur appliquer ce vers d'Ovide :

Gutta cavat, non vi, sed sæpe cadendo.

L'eau qui tombe souvent sur la roche pierreuse ,
Frappe peu chaque fois, mais enfin elle creuse.

Il n'est pas inutile de prévenir que

le succès des eaux n'est pas toujours immédiat ; elles n'agissent quelquefois qu'après un assez long espace de temps. Eh ! quel est le remède qui pourrait guérir en un mois, en quelques jours, certaines maladies chroniques dont la prédisposition est innée ou héréditaire, dont la cause remonte souvent à des écarts de longue date ? Raulin assure avoir observé que les eaux minérales de Castéra-Verduzan produisaient leur effet plus d'un mois après qu'on en avait cessé l'usage. On ne doit donc pas perdre tout espoir de guérison si, en les quittant, on n'a pas obtenu tout le soulagement qu'on en attendait. Il est de fait que de retour chez soi, on peut en éprouver encore l'heureuse influence.

ARTICLE VI.

DES PRÉCAUTIONS AVANT L'USAGE DES EAUX.

✱

Comme ces eaux contiennent des principes assez actifs, sans être néanmoins trop irritantes, il est souvent des cas où elles pourraient être nuisibles. Donc c'est une précaution très utile, même nécessaire, avant d'en faire usage, de consulter un homme de l'art qui indique les moyens de se mettre en sûreté et à l'abri de tout

accident. Nous avons eu occasion d'observer que des personnes non habi-
tuées à boire les eaux minérales, en
étaient fort incommodées pour avoir
négligé de s'y préparer. Cette prépara-
tion consiste à écarter tous les obstacles
qui pourraient en empêcher la digestion,
en troubler l'usage et en rendre l'effet
inutile ou dangereux. Il suffit ordinairement de se conformer aux plus simples
règles d'hygiène; ainsi on n'ira pas boire
les eaux en arrivant; on fera bien au
contraire de se reposer, pour se refaire
de la fatigue occasionée par un voyage
plus ou moins long; on évitera surtout
l'intempérance dans les repas; et si l'on
a quelque affection morale, comme des
chagrins concentrés, il faudra les dissi-
per et se distraire, ou bien renoncer à
l'avantage des eaux.

Raulin à disserté longuement sur les préparations relatives aux divers tempéramens, mais les règles qu'il avait établies ne sauraient être adoptées de nos jours. N'est-ce pas une absurdité de faire toujours précéder l'usage des eaux minérales de purgatifs, d'émétiques et de diurétiques? Quelques anciens médecins avaient soin d'employer ces sortes d'évacuans pour ouvrir, disaient-ils, les voies ou les couloirs, et pour les disposer à laisser passer les eaux plus librement. Mais beaucoup d'autres praticiens plus judicieux, tels que Huxham, Sydenham, etc., convaincus que ces médicamens préparatoires déterminaient souvent les accidens les plus fâcheux, les avaient presque entièrement bannis de leur pratique.

La nature ne s'assujettit jamais aux

caprices des hommes; elle doit être obser-vée avec un esprit exempt de toute pré-vention, et telle qu'elle est. Ce sera de cette manière qu'on distinguera les cas qui exigent d'avec ceux qui repoussent les remèdes préliminaires avant l'usage des eaux minérales. Certainement une personne qui n'aurait besoin que de suivre les lois de l'hygiène, de garder le repos et d'observer la tempérance pendant quelques jours, ne pourrait que courir les plus plus grands risques en prenant un émétique, un purgatif ou un autre évacuant quelconque. Elle irriterait par là son estomac, ses intestins, ses organes urinaires; elle s'exposerait à quelque maladie aiguë qui contr'indiquerait ensuite l'usage des eaux. Voilà donc à quoi aboutiraient ces prétendus médicamens préparatoires. Concluons qu'ils sont bien moins souvent nécessaires qu'on ne le pense.

On criera peut-être au paradoxe, et on se rappellera ce qui a été dit et proclamé comme des sentences par nos prédécesseurs. Mais en physique et en histoire naturelle, la raison et l'expérience doivent passer avant tout, et on a le droit de les invoquer en tout temps. Cela posé, de quelle utilité peuvent être les évacuans en général pour préparer à l'usage des eaux minérales? Les ordonnera-t-on pour débarrasser les voies digestives, et pour en expulser les matières saburrales, porracées, impures, tenaces, fortement adhérentes aux parois de l'estomac et de l'intestin, comme le disait Stoll. Mais le médecin, guidé par le flambeau de la physiologie, avant d'administrer de pareils remèdes, doit se demander d'où viennent ces matières, et comment elles peuvent se trouver dans les organes digestifs. Le bon sens et la raison le conduiront donc nécessairement à rechercher la source ou la cause de ces matières. Si c'est de la bile, par exemple, il sera tout naturel d'examiner l'état du foie qui en est l'organe sécréteur ou générateur. Or une glande ne peut sécréter dans un temps donné une plus grande quantité de fluides qu'à l'ordinaire, sans être stimulée, irritée, en un mot, sans que les propriétés vitales en soient exaltées. Cette manière de philosopher est bien conforme à l'aphorisme physiologique d'Hippocrate : *ubi stimulus, ibi affluxus* : où il y a stimulation, il y a afflux. En effet, le sang et les autres fluides ne se portent jamais vers un organe sans y être appelés ; par conséquent la bile que l'on trouve dans l'estomac, et qui, suivant le anciens, était la cause matérielle de la fièvre bilieuse, est produite par une irritation du foie. Cette irritation est quelquefois idiopathique ou propre à l'organe, mais elle reconnaît le plus souvent pour cause une irritation, une inflammation primitive de l'estomac ou du duodénum. Donc, dans le cas où les anciens praticiens prescrivaient les évacuans, il y avait une maladie plus ou moins aiguë des voies digestives ou du foie; donc on s'exposait à l'exaspérer et à faire plus de mal que de bien par l'administration de ces remèdes.

Mais, nous dira-t-on, comment se peut-il qu'on ait eu autrefois tant de succès en donnant les médicamens que nous cherchons à frapper ici de proscription?

A cela nous répondrons que, malheu-

reusement pour l'art de guérir, la plupart des auteurs n'ont fait mention que
des cas où ils avaient réussi, et qu'ils
ont eu bien soin de garder le silence sur
ceux où ils avaient échoué. Si la bonne
foi avait dicté tous les écrits qui ont été
publiés en médecine, cette science serait
beaucoup plus avancée, et nous ne se-
rions pas réduits à discuter ce qui est
maintenant en question, relativement
aux préparations que peuvent exiger les
eaux minérales.

Toutefois loin de nous la prétention
que les émétiques, les purgatifs, ne
soient jamais utiles. Nous croyons, au
contraire, qu'il y a des cas où ils peuvent être même nécessaires ; mais il faut
du tact pour les distinguer et pour éviter de funestes méprises. Un individu,
par exemple, est naturellement très

lymphatique, doué de peu d'énergie ;
il ne peut supporter long-temps l'absti-
nence, et la saignée l'abattrait, l'é-
puiserait. Cependant il éprouve des
nausées ou envies de vomir ; il est sans
appétit ; il a la bouche amère, l'estomac plein de bile, la langue couverte
d'un enduit humide et jaunâtre, la peau
froide, le visage sans expression. Du
reste, point de fièvre ; nulle douleur à
l'épigastre, ni aux hypocondres. Certes,
le raisonnement et l'expérience prouvent qu'il ne peut pas y avoir alors
grand danger de lui administrer un émétique ; on l'exposerait peut-être à une
maladie grave, si l'on s'obstinait à ne lui
prescrire qu'un traitement antiphlogistique ou débilitant ; mais il faut convenir
que des cas semblables à celui-là ne se
rencontrent pas fréquemment en pratique.

En général, les évacuans débarrassent les premières voies des matières qui peuvent y être contenues. Mais leur effet ne se borne pas là : ce qui fait qu'on doit toujours les administrer avec beaucoup de prudence et de circonspection. Par leur action stimulante, ils excitent non seulement le conduit alimentaire, mais encore tous les autres organes avec lesquels il a plus ou moins de rapports sympathiques ; ils augmentent toutes les sécrétions, principalement le cours des urines, les déjections, la transpiration, la sueur, l'excrétion pulmonaire. Ils peuvent soulager les viscères, et en détourner l'irritation, par l'effet révulsif qu'ils produisent sur la périphérie; mais il faut pour cela que la peau, les poumons, les reins, l'extrémité de l'intestin, en un mot, les grands ou principaux dépurateurs de l'économie, soient bien disposés à seconder leur action : sans cela, ils feront certainement plus de mal que de bien.

Il suit de là qu'avant de prescrire un émétique, un purgatif, etc., le médecin doit bien examiner l'état du malade. Trouve-t-il en lui des symptômes d'inflammation, de la douleur, de la fièvre; a-t-il affaire à un individu d'un tempérament nerveux, très irritable; point d'évacuans, ils seraient nuisibles. On calculera donc toujours d'après l'expérience, d'après l'effet bien connu de ces remèdes, et d'après le caractère bien déterminé de la maladie, ce qui sera le plus avantageux pour celui qu'on entreprend de guérir. L'exposera-t-on à moins de chances funestes par la temporisation et par le traitement antiphlogistique approprié au degré de l'irritation, et à l'état général des forces ? ou bien, lui rendrat-on plus vite et plus sûrement la santé, en le soumettant à l'action brusque, vive, énergique, des évacuans? L'excitation ou révulsion générale qu'ils produisent déplacera-t-elle l'irritation locale qui constitue la maladie? Fera-t-elle disparaître la cause morbifique par l'élimination de quelques matières excrémentitielles, d'un peu de bile ou de mucosité intestinale? Voilà ce qu'un médecin prudent et sage doit mettre en balance, avant de donner un émétique, un purgatif, ou tout autre remède irritant.

Mais, à propos de remèdes évacuans, il nous semble que nous sommes un peu loin de notre sujet. Revenons donc aux eaux de Castéra-Verduzan. Nous avons déjà dit ce qu'il fallait faire avant de commencer à les prendre : encore quelques mots sur les précautions à observer, pendant qu'on en fait usage, afin qu'elles soient plus efficaces.

ARTICLE VII.

DES PRÉCAUTIONS PENDANT L'USAGE DES EAUX.

*

Les malades s'assujettiront alors le plus strictement possible aux règles de l'hygiène, qui sont nécessaires pour le traitement des maladies chroniques. Ils se vêtiront toujours assez chaudement pour entretenir la transpiration insensible. Ils auront soin d'éviter la trop grande fraîcheur du matin et du soir, surtout aux environs de la rivière et des sources, dont l'humidité est toujours nuisible ou malsaine pour les valétudinaires.

Dans les maladies chroniques, ce n'est qu'en mangeant souvent et peu à la fois, qu'on reprend des forces; l'excès de nourriture affaiblit plus qu'il ne fortifie. Il n'y a que la tempérance qui convienne à cet égard. On ne doit donc se permettre, pendant qu'on fait usage des eaux, que de petit repas dont la digestion ne puisse point fatiguer l'estomac. On choisira ses alimens parmi les substances les moins excitantes, telles que les végétaux, les fruits, le lait, les légumes, le poisson de rivière, les viandes blanches. On bannira de sa table, les ragoûts, les salaisons, les épiceries, la pâtisserie. On boira du vin avec beaucoup de modération. Point de café, à moins que l'habitude n'en ait rendu l'usage nécessaire. On s'abstiendra tout-à-fait des liqueurs spiritueuses ou alcooliques.

Lorsqu'on fait usage des eaux minérales, si l'on n'observe pas les règles de la diététique, si l'on mange surtout beaucoup de viande et qu'elle soit assaisonnée avec des substances irritantes, on en est bientôt incommodé. On a, le matin, la bouche amère, pâteuse; le dégoût arrive, la soif s'allume. Pour faire cesser une telle indisposition, il faut suspendre l'usage des eaux à l'intérieur, et les remplacer par une boisson rafraîchissante. On prend des bains tempérés, on se met au régime végétal. Deux ou trois jours suffisent pour rétablir l'équilibre. Nous avons vu des malades qui, pour mettre fin à ce dérangement, buvaient quinze ou dix-huit verres d'eau sulfu-

reuse: qu'arrivait-il? l'irritation augmentait, la fièvre survenait, et il fallait recourir aux antiphlogistiques pour l'apaiser.

A la sobriété il faudra joindre l'exercice modéré, à pied, à cheval, en voiture; rien n'est plus nuisible à ceux qui
prennent les eaux que le repos absolu
du corps; les distractions, les amuse-
mens, les occupations de l'esprit, qui ne
captivent pas trop, ne sont pas moins
convenables. Les troubles du moral s'opposent à l'action des médicamens en général. Telles sont les principales bases de
la conduite ou du régime que l'on doit
suivre à Castéra-Verduzan pendant la
saison des eaux.

*

REMARQUE.

Tous les médecins conviennent aujourd'hui que les eaux-minérales peuvent être avantageuses pour la guérison ou le soulagement de certaines maladies, mais ils ne sont pas d'accord sur la manière dont elles agissent. Il y en a parmi eux qui les croient utiles à cause de l'hygiène qu'on y observe, des voyages qu'elles occasionent et des distractions qu'on y trouve. Quant à leurs vertus médicamenteuses, ils les rejettent complètement, et ils ne font pas plus de cas des eaux minérales, sous ce rapport, que de l'eau de rivière. Nous ne partageons pas cette opinion, et nous sommes forcés de déclarer qu'il y a ici défaut d'expérience, ignorance ou mauvaise foi. Pourquoi ne reconnaîtrait-on pas les propriétés des eaux minérales ? N'ordonne-t-on pas tous les jours avec succès les substances médicamenteuses qu'on rencontre dans ces eaux?

Pourquoi donc ces mêmes substances, naturellement préparées ou combinées, n'auraient-elles pas les mêmes vertus, en sortant du sein de la terre, qu'en venant des officines où elles sont préparées ou combinées artificiellement? La main de la nature ne vaut-elle pas la main de l'apothicaire?

Mais, indépendamment des élémens que la chimie découvre dans les eaux minérales, elles en contiennent encore d'autres qui échappent à l'analyse, et qui leur donnent des propriétés qu'on chercherait inutilement dans les eaux minérales artificielles. Telle est cette matière grasse, onctueuse, qu'elles déposent, et qui, mêlée avec elles, forme un liniment naturel, dont l'effet est fort remarquable. Quoiqu'on n'en ait pas encore déterminé la nature, et qu'on ne puisse pas dire si

c'est une substance végétale ou animale,
l'art a proposé de la remplacer par la
gélatine ; mais pour légitimer une pa-
reille substitution, il faudrait s'appuyer
sur des faits, et il n'y en a pas.

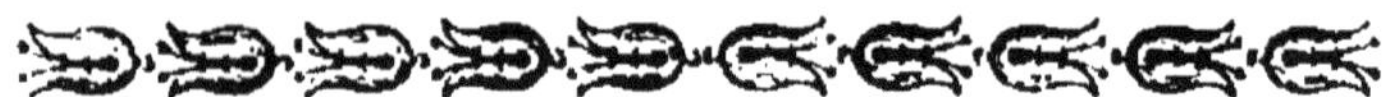

ARTICLE VIII.

OBSERVATIONS SUR LES EFFETS PRODUITS DANS LES MALADIES PAR LES EAUX MINÉRALES DE CASTÉRA-VERDUZAN.

*

Persuadés que l'expérience est le moyen le plus sûr pour acquérir des connaissances positives dans une science naturelle quelconque, et convaincus que les faits bien constatés ne peuvent conduire qu'à des conséquences justes et certaines, nous allons rapporter des cas particuliers de maladies qui ont été guéries par ces eaux. Nous commencerons par les observations qu'avait recueillies, en 1770, le docteur Cortade, médecin de Lavardens, petite ville à une lieue de Castéra-Verduzan; ce praticien recommandable avait dirigé l'usage de ces eaux, pendant long-temps, avec autant de prudence que de talent et de lumières.

§ 1.

Observations

Recueillies par le docteur Cortude.

*

1re OBSERVATION.

Rétention d'urine.

Un homme, âgé d'environ cinquante ans, était atteint d'une rétention d'urine, ne pouvant uriner pendant plus de trois semaines, qu'à la faveur de la sonde; les eaux ferrugineuses de Castéra-Verduzan furent le dernier remède dont il fit usage, et le seul efficace. Ces eaux passèrent comme par miracle les premiers jours; le malade rendit beaucoup de glaires et fut radicalement guéri en moins de trois semaines.

*

11ᵒ OBSERVATION.

Nephrétique.

Une demoiselle, âgée d'environ quarante-cinq ans, était sujette depuis plusieurs mois, à de fréquentes douleurs néphrétiques, accompagnées des accidens ordinaires à cette maladie. Les lithontriptiques les plus efficaces ne produisaient que des soulagemens passagers, il semblait même que les attaques se rapprochaient. On eut recours aux eaux sulfureuses de Castéra-Verduzan, pendant deux saisons consécutives ; la malade rendit une quantité prodigieuse de graviers et recouvra une très bonne santé ; elle a vécu environ quinze ans après, sans éprouver la plus petite atteinte de cette maladie.

*

IIIᶜ OBSERVATION.

Épilepsie.

Un homme, âgé d'environ trente-cinq ans, était épileptique depuis cinq à six ans ; les paroxismes, qui avaient lieu pres-

que chaque mois étaient réguliers,
quant à leur retour; leur durée n'était
que d'un quart d'heure ou environ, mais
quelquefois ils se prolongeaient jusqu'à
cinq ou six heures de suite. Comme les
maladies de cette espèce font tache dans
les familles, les parens prenaient grand
soin de tenir celle-là cachée; mais un
jour ce malade étant tombé dans un
accès en présence de plusieurs personnes
étrangères, il ne fut plus possible de dis-
simuler. Je fus requis pour lui donner
des secours. Après avoir fait précéder
les remèdes généraux, je lui fis faire
usage des céphaliques et des anti-épi-
leptiques les plus efficaces, auxquels je
fis succéder les eaux ferrugineuses de
Castéra-Verduzan, qu'il but pendant
environ vingt-cinq jours. Ce malade fut,
à la suite de ces remèdes, exempt de

toute attaque pendant plus de huit mois ;
il eut recours de nouveau aux mêmes
eaux, qui éloignèrent les paroxismes ; et
après cinq à six années de leur usage,
pendant les saisons ordinaires, il fut parfaitement guéri.

*

IVe OBSERVATION.

Phthisie pulmonaire.

Un homme, âgé de cinquante ans,
touchait presque, à la suite d'un rhume
négligé, au troisième degré de la phthisie
pulmonaire. Après lui avoir fait prendre
sans beaucoup de succès les détersifs et
vulnéraires les plus convenables à son

état et les plus indiqués, je lui ordonnai les eaux sulfureuses de Castéra, qu'il but l'espace de trois semaines avec tout le fruit imaginable. L'affection de la poitrine se dissipa ; il reprit des forces et de l'embonpoint ; sa santé se soutint pendant neuf à dix mois. Un nouveau rhume le jeta presque dans le même dépérissement que l'année précédente ; il eut recours de nouveau aux eaux sulfureuses, qui lui réussirent comme la première fois. Cet homme, qui a toujours la poitrine délicate, est sujet à essuyer tous les ans quelque rhume, surtout à l'entrée du printemps. Si les pectoraux vulnéraires et adoucissans ne sont pas suffisans pour le terminer, il court avec confiance aux mêmes eaux, qui ne manquent jamais de produire l'effet qu'il en attend.

*

Vᵉ OBSERVATION.

Jaunisse avec obstruction à la rate.

Une jeune femme, atteinte d'un ictère noir, avai. essayé sans succès tous
les remèdes qu'on emploie contre cette
maladie; elle eut recours aux eaux de
Castéra, et dans moins de dix jours elle
fut guérie radicalement. Dès le troisième
jour on reconnut les bons effets de ces
eaux; le teint était déjà éclairci; le sixième
jour, la guérison fut parfaite.

*

VIe OBSERVATION.

Vomissement habituel.

Une jeune fille était atteinte, depuis plus de quatre mois, de vomissemens qui ne lui permettaient de retenir aucune espèce d'alimens solides ; elle avait peine à garder le bouillon, que souvent elle vomissait ; elle ne pouvait conserver que l'eau pure, l'eau de veau ou de poulet, très légère ; une fièvre lente l'avait déjà réduite à un point de dépérissement si extrême qu'on craignait quelle ne tombât dans le marasme. Elle but les eaux de Castéra, et dans moins de huit jours, son estomac fut rétabli. Elle en continua l'usage pendant un mois, prit ensuite le lait de chèvre pendant un autre mois, se rétablit totalement, et reprit son embonpoint ordinaire.

✻

VIIe OBSERVATION.

Coliques d'estomac.

Une fille, âgée de trente ans, était sujette à des coliques d'estomac continuelles, qui augmentaient considérablement toutes les fois qu'elle prenait de la nourriture, quelque légère et en si petite quantité qu'elle fût. Parmi le grand nombre des remèdes dont elle avait usé,

elle n'avait retiré du soulagement que des
vomitifs, qui ne manquaient jamais de
la calmer pendant trois ou quatre jours.
Elle but pendant quinze jours les eaux
ferrugineuses, qui opérèrent si efficacement, que, quoiqu'il se soit déjà écoulé
près de deux ans depuis cette époque,
la malade n'a pas ressenti la plus petite
atteinte de sa colique.

*

VIIIᵉ OBSERVATION.

Palpitation de cœur, oppression.

Une jeune femme, à la suite d'une
couche laborieuse, et dans laquelle les
vidanges furent immodérées, était tra-

cassée d'une difficulté de respirer extrême et d'une palpitation de cœur qui redoublait au plus petit mouvement qu'elle se donnait. Elle trouva sa guérison radicale dans l'usage des eaux sulfureuses de Castéra, quelle but pendant un mois consécutif.

*

IXe OBSERVATION.

Mouvemens convulsifs.

Un enfant de douze ans était atteint, depuis environ six mois, de mouvemens convulsifs, qui se faisaient apercevoir successivement dans toutes les parties de son corps, de façon que tantôt il faisait les grimaces les plus singulières, tantôt ce n'étaient que de simples agitations dans les muscles et les tendons ; et enfin d'autres fois il faisait des gestes et des contorsions extraordinaires ; souvent il était obligé de faire avec toute la célérité possible quatre ou cinq pas malgré lui ; cependant il conservait toujours sa connaissance; les bains et les eaux sulfureuses de Castéra, prises pendant quinze jours, rétablirent parfaitement sa santé.

※

Xe OBSERVATION.

Vapeurs convulsives à la suite d'une suppression des règles.

Mademoiselle F..., âgée de dix-huit ans, perdit sa mère dans un moment où elle avait ses évacuations périodiques, qui se supprimèrent totalement. Bientôt après, la malade fut atteinte de vapeurs convulsives si violentes qu'il y avait à craindre pour ses jours. Ces accidens devinrent fréquens et furent suivis d'une mélancolie des plus noires. Dans ce triste état, la malade se refusait totalement à la société; elle ne se plaisait que dans la solitude et l'obscurité; quelquefois elle était trois et quatre jours sans vouloir aucune espèce de nourriture. Elle resta près de deux mois dans cet état. A cette affreuse mélancolie succéda une toux violente et presque continuelle, que la nourriture la plus légère rendait plus cruelle. Ces accidens, qui duraient depuis quatre mois, furent dissipés en peu de jours par l'usage des bains et des eaux de Verduzan. Cependant, comme l'esto-

mac avait perdu l'habitude de digérer,
la malade faisait encore de mauvaises digestions; il survint de légères cardialgies,
des rots nidoreux, acides, et même des
envies de vomir; la toux revint avec la
même force; une prise d'ipécacuanha la
diminua considérablement, et les bains
continués pendant assez long - temps
terminèrent cette terrible maladie.

✳

XIe OBSERVATION.

Céphalalgie violente.

Un homme, âgé de quarante-cinq
ans, éprouvait, à la suite d'une fièvre
maligne, des douleurs de tête qui revenaient tous les soirs périodiquement

à la même heure, et duraient une partie de la nuit, avec tant de force, que le malade aurait donné de la tête contre le mur si on ne l'avait pas gardé à vue. On mit en usage tous les remèdes que l'art put suggérer. Rien ne le soulageait, tout semblait, au contraire, irriter son mal. On eut enfin recours aux eaux sulfureuses de Castéra : en moins de huit jours la douleur disparut totalement; il en continua cependant l'usage pendant trois semaines.

*

XIIe OBSERVATION.

Ischurie.

Un homme, âgé de soixante-dix ans,

était atteint depuis quinze jours d'une ischurie; il n'urinait que par le moyen de la sonde; tous les remèdes usités en pareil cas avaient été mis en usage sans succès. J'ordonnai les eaux de Castéra, et le cours des urines se rétablit le troisième jour; dès lors le malade n'eut plus besoin d'avoir recours à la sonde; les eaux minérales passèrent avec aisance, et il fut parfaitement guéri dans huit jours. Comme cet homme boit du vin immodérément, il est sujet de temps en temps à des ardeurs d'urine, que les eaux de Castéra, qu'il prend toujours dans ce cas, ne manquent jamais de faire cesser.

*

XIIIe OBSERVATION.

**Fièvre quarte, compliquée de jaunisse et
d'hydropisie.**

Un homme, âgé d'environ trente ans,
contracta une fièvre quarte automnale,
qu'on suspendit dans très peu de temps
à la faveur des remèdes généraux et de
l'usage du quinquina, que l'on fit succéder trop tôt. Cette fièvre reparut environ cinq à six semaines après : on lui opposa les mêmes remèdes, qui furent
suivis du même succès ; deux mois après,
nouvelle récidive : mêmes remèdes,
même succès. Le printemps suivant,

cette fièvre reparut pour la quatrième fois, mais avec des accidens bien plus graves que dans les trois premières attaques. Le malade fut saisi subitement d'une douleur des plus vives dans la région du foie; les hypocondres et l'épigastre se tendirent prodigieusement; il survint des envies de vomir; l'accès fut des plus orageux et dura plus de quinze heures. Comme on craignait une inflammation dans le foie, on pratiqua deux saignées dans le fort de l'accès, et le calme arrivé, on donna un vomitif, qui opéra assez efficacement. Lorsque la fièvre quarte fut décidée par le second accès, on proposa au malade de nouveaux remèdes, mais inutilement; il refusa de s'y soumettre; il voulait laisser au temps le soin de sa guérison. Cette fièvre soutint son type avec la plus grande régularité, mais avec des accidens beaucoup moins rigoureux que ceux du premier accès. Cependant une douleur sourde persistait toujours dans la région du foie, même dans le temps de relâche, et, au mois de juillet suivant, le malade devint jaune comme un coing. Peu de temps après ses pieds, ses jambes, ses cuisses et son ventre se gorgèrent insensiblement de sérosité; il devint hydropique. La crainte s'empara alors de son esprit, et le décida à faire des remèdes, mais c'était bien tard; les diurétiques et les hydragogues furent les moyens qu'on opposa d'abord à cette formidable maladie; le peu de fruit qu'on en retira fit proposer l'opération de la paracenthèse; mais la grande répugnance que le malade en conçut la fit rejeter. Dans cette extrémité, on eut recours, pour dernière

ressource, aux eaux ferrugineuses de Castéra, qui opérèrent si efficacement dès
le premier jour, que ce jeune homme
assura avoir rendu quatre fois plus d'u-
rine qu'il n'avait bu d'eau. Il en continua l'usage l'espace de trois semaines, et
fut radicalement guéri, tant de l'hydropisie que de la jaunisse et de la fièvre
quarte invétérée, qui vraisemblablement avaient été produites par quelque
engorgement dans le foie, dont il ne resta
pas le plus petit vestige.

*

XIVe OBSERVATION.

Dartres rongeantes.

M. R..., âgé de vingt-cinq ans, était

couvert depuis nombre d'années de quantité de dartres rongeantes , pour lesquelles il avait mis en usage nombre de remèdes que différens médecins lui avaient prescrits. Tous ces remèdes étaient très méthodiques, et le malade les avait faits avec tout le scrupule et l'exactitude que peut avoir un homme qui veut guérir d'une maladie aussi opiniâtre que désagréable. Cependant ces dartres persistaient toujours ; il eut recours aux eaux et aux bains de Castéra , qu'il prit pendant trois semaines , avec trente bains, et se retira parfaitement guéri , ne conservant d'autres marques de sa maladie qu'une légère rougeur, que l'on observait encore dans les endroits où étaient placées les dartres les plus rongeantes.

*

XVe OBSERVATION.

Douleurs rhumatismales laiteuses.

Madame C... fut attaquée, à la suite de couche, de douleurs de rhumatisme qui la rendaient percluse de tous ses membres ; elle a resté dans cet état environ quinze mois, malgré le nombre des remèdes qu'elle a mis en usage pour en obtenir sa guérison ; elle ne pouvait changer de place qu'avec la plus grande difficulté, et à l'aide de deux personnes qui la soutenaient par les bras. Elle arriva dans cet état aux eaux de Castéra, qu'elle prit avec vingt-deux bains à vingt-huit degrés de chaleur ; elle marcha ensuite avec assez de liberté, à l'aide d'une canne. Il y a tout lieu de croire que si elle les avait continués plus long-temps, elle aurait eu lieu d'en être encore plus satisfaite.

*

XVIe OBSERVATION.

Rhumatisme goutteux.

Un mendiant, que le hasard conduisit à Castéra, était affecté depuis deux ans d'un rhumatisme goutteux, qui s'était fixé sur le genou, la jambe, et le pied du côté droit ; il ne pouvait marcher qu'à la faveur d'une béquille ; l'articulation du genou était comme ankylosée. Il prit de lui-même deux fois par jour la douche des eaux sulfureuses, en faisant en même temps des frictions avec force sur les parties affectées ; dès le premier jour il marcha avec plus d'aisance ; il en continua l'usage de la même manière neuf jours consécutifs, et se retira peu de jours après, marchant non seulement sans le secours de sa béquille, mais encore en fléchissant le genou avec beaucoup de facilité, ce qu'il n'avait pu faire depuis très long-temps.

*

XVIIᵉ OBSERVATION.

Rhumatisme.

Un homme, âgé de soixante-cinq ans,

fut saisi à la suite d'une sueur répercutée, d'une douleur rhumatismale qui s'étendait depuis la hanche gauche jusqu'à l'extrémité du pied du même côté. Il fit pendant deux mois consécutifs des remèdes suivis, tant intérieurement qu'extérieurement, sans en retirer aucun soulagement. Ce misérable, qui jetait les hauts cris la majeure partie du temps, essaya les eaux de Castéra. Cette pratique fut suivie d'un succès si complet, que dans moins de dix jours il fut aussi libre des extrémités malades qu'il l'eût jamais été.

———

Le docteur Cortade, qui a inspecté les eaux de Castéra-Verduzan pendant fort long-temps, et lorsqu'elles étaient encore très peu connues, rapporte, à la fin de ces intéressantes observations, que les bons effets et les guérisons obtenus au moyen de ces eaux donnent lieu tous les jours à de pareilles observations, et à une infinité d'autres dans les maladies les plus rebelles. Je proteste, dit-il, que je ne connais pas dans la nature de remède plus généralement utile pour les maladies chroniques de plusieurs genres.

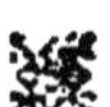

§. 2.

Observations

Recueillies par le docteur Bazin.

✻

Iʳᵉ OBSERVATION.

Fièvre quarte.

M. A..., âgé de trente-trois ans, d'un tempérament bilieux et d'une bonne constitution, fut atteint, sans cause connue, le 20 septembre 1826, d'un frisson qui, après avoir duré près de trois heures, fut suivi de chaleur et de sueur. Un pareil accès revint tous les soirs pendant quinze jours; ensuite, pendant huit jours, les accès ne parurent que de jour à autre, comme dans la fièvre tierce. Enfin ils ne revinrent que tous les trois jours. Des vomitifs, des purgatifs, des amers, le sulfate de quinine, la diète, furent mis en usage. La fièvre cédait pendant quatre, huit, douze jours, pour reparaître ensuite; l'appétit ne se rétablissait jamais bien; le malade ne reprenait pas ses forces, et la peau conservait la couleur jaune-paille qui est propre à ce genre de fièvre. Ce fut dans cet état que M. A... vint à Castéra-Verduzan, ayant la fièvre tous les trois jours. L'eau ferrugineuse lui fut administrée en boisson et en bains. Le jour que la fièvre devait venir, le malade prenait le bain

13.

une heure avant le frisson , aussi chaud que possible ; les autres jours, il le prenait dans la matinée. Les deux premiers accès furent diminués, et le troisième manqua entièrement. Dès ce moment, l'appétit se rétablit, les forces revinrent, la peau, de flasque et pâle qu'elle était, devint ferme et d'une couleur naturelle; M. A... passa encore trois semaines à Castéra-Verduzan après que la fièvre eut cédé ; il se retira ensuite chez lui, guéri d'une maladie qui avait résisté à tous les moyens qu'un médecin éclairé avait employés.

Le docteur Bazin dit avoir vu beaucoup de fièvres quartes, tierces et erratiques nerveuses, surtout chez les femmes âgées de quarante à cinquante ans, parfaitement guéries par l'usage des eaux ferrugineuses.

✽

IIe OBSERVATION.

Flux hémorrhoïdal supprimé.

M. C..., chevalier de Saint-Louis,
âgé de soixante-deux ans, était sujet depuis vingt-ans, trois ou quatre fois par
mois, à un flux hémorrhoïdal; il éprouva,
il y a environ deux ans, une suppression
de ce flux habituel. Il fut pris alors de
maux de tête, de stupeur, de difficulté
de respirer, de coliques, de douleurs au
dos et aux reins; on eut recours à des
demi-bains d'eau douce, à des sangsues
à l'anus, à des fumigations émollientes;
à l'aide de ce traitement, l'état de

M. C... s'améliora; mais tous les deux ou trois mois il était obligé d'y revenir, parceque les mêmes symptômes reparaissaient. Il vint à Castéra-Verduzan, par ordonnance de son médecin, et fit usage de l'eau et de demi-bains ferrugineux; au dixième jour le sang coula pendant deux jours par l'anus; ce qui fit entièrement disparaître les symptômes ci-dessus énoncés. La santé de M. C... se rétablit, et il quitta Castéra-Verduzan après un séjour de vingt-huit jours.

*

IIIᶜ OBSERVATION.

Flueurs blanches.

Madame B..., âgée de vingt-quatre ans,

mariée depuis cinq ans, d'un tempérament lymphatico-sanguin, avait toujours
joui d'une bonne santé; elle s'aperçut
il y a trois ans d'un écoulement par le
vagin avec chaleur, douleur et cuisson
en urinant. Ces phénomènes inflamma-
toires ne durèrent que quatre ou cinq
mois, mais l'écoulement continua. Depuis environ un an, madame B...
éprouve des lassitudes, des langueurs
d'estomac, peu d'appétit ; elle a perdu
son embonpoint ordinaire. Comme un
grand nombre de remèdes avaient été
employés sans succès, la malade se décida, d'après l'avis de son médecin, à venir prendre les eaux de Castéra-Verduzan. Je conseillai les eaux et les bains
ferrugineux, ainsi que la douche vagi-
nale. Le troisième jour les eaux ne passaient pas bien; mais un léger laxatif fut ad-

ministré, et procura quatre selles aqueuses assez abondantes. Dès le lendemain, l'appétit commença à se développer. Le dixième jour, la malade mangeait à peu près tout ce qu'elle voulait, et les digestions étaient fort bonnes. Le quinzième jour, grande diminution dans l'écoulement vaginal. Le vingt-cinquième jour, madame B... quitta Castéra après avoir repris ses forces, son embonpoint et ses couleurs; elle n'avait plus qu'un léger suintement qui aura disparu infailliblement quelque temps après son retour chez elle, surtout si elle a eu soin d'observer les règles que je lui avais tracées.

✳

IVe OBSERVATION.

Inflammation des cartilages de l'articulation coxo-fémorale gauche.

Madame L..., âgée de trente ans, d'un tempérament lymphatico-sanguin, issue de parens sains, n'avait jamais été malade. Elle éprouvait seulement depuis trois ans, lorsque le temps venait à changer, ou à la suite d'une course un peu forte, une douleur vive dans l'articulation coxo - fémorale gauche. Pendant deux mois et demi, cette douleur se dissipait par le repos de la nuit. Au bout de ce temps, la malade ayant été obligée de passer plusieurs nuits sans se coucher, la douleur devint très aiguë et continue ; ce fut alors qu'on consulta un médecin qui prescrivit des sangsues et des fomentations émollientes. La douleur s'apaisa après plusieurs applications de sangsues, et les émolliens furent continués. La douleur finit par ne plus se faire sentir que pendant la locomotion ; ce fut dans cet état que madame L..., d'après l'avis de son médecin, se rendit à Castéra. Les bains sulfureux et l'eau de la même source en boisson lui furent conseillés; après avoir pris huit bains, la douleur fut moins vive; à cette époque on employa la douche pendant vingt minutes. Le vingt-sixième jour, la malade n'éprouvait presque plus de douleur. Je pense qu'à l'aide de quelques vésicatoires volans, que je lui conseillai d'appliquer sur l'articulation affectée, après son retour chez elle, elle sera parvenue à déplacer l'irritation qui existait encore. Il n'y a nul doute que cette affection aurait été suivie d'accidens fâcheux sans le traitement méthodique qui a été employé.

*

Vᵉ OBSERVATION.

Calcul rénal.

M. Aux...., âgé de quarante-cinq ans, avait presque toujours joui d'une très bonne santé; mais il était issu de parens calculeux. Il éprouvait depuis six ans, dans la région lombaire gauche, des douleurs qui avaient nécessité à différentes époques la saignée, l'application des sangsues, des bains généraux, des lavemens, des tisanes rafraîchissantes. A l'aide de ce traitement les douleurs rénales et les phénomènes sympathiques auxquels elles donnaient lieu, s'apaisaient, et disparaissaient même quelquefois, pour revenir à des intervalles plus ou moins éloignés, de quinze jours, de deux mois. Lorsque les douleurs cessaient, le malade vaquait à ses occupations, mais pas toujours sans éprouver dans la région des lombes une gêne, un embarras qui augmentait quand il faisait un faux pas, ou par l'exercice du cheval. Les urines n'avaient jamais été sanguinolentes, mais elles déposaient sur les parois du vase un sédiment rougeâtre. M. Aux..., d'après les ordres de son médecin, se rendit à Castéra-Verduzan. Quinze jours après avoir fait usage des eaux sulfureuses en boisson et en bains, il sentit un corps se détacher du rein gauche et se diriger vers la vessie. Je reconnus à ces symptômes un calcul dans l'uretère. Je lui conseillai de prendre un bain de trois heures et de boire toutes les demi-heures un verre d'eau sulfureuse. La nuit suivante il éprouva un grand besoin d'uriner; il prit une position telle que l'urètre ne présentait presque pas de courbure. Après avoir versé une certaine quantité d'urine, il sentit une douleur vive dans toute l'étendue de ce canal, et entendit le bruit d'une petite pierre qui tomba dans le vase. Le lendemain matin, il n'eut rien de plus empressé que de regarder dans le vase, et il y aperçut au fond une pierre qu'il me remit ; la forme en était ovoïde, d'un jaune rougeâtre, granulée vers l'extrémité la plus grosse ; elle avait cinq lignes de long sur deux et demie d'épaisseur ; elle était formée d'acide urique, comme la plupart des calculs rénaux, et recouverte d'une couche d'un sel blanc cristallin qui parut être du phosphate ammoniaco-magnésien. M. Aux..., pendant les huit jours qu'il passa à Castéra-Verduzan après avoir expulsé ce calcul, jouit d'une très bonne santé, et n'éprouva plus ni douleur ni gêne dans la région lombaire ou rénale.

*

VIe OBSERVATION.

**Affection nerveuse cérébrale avec congestion
sanguine.**

M. D..., âgé de cinquante ans, avo-
cat, d'un tempérament nerveux, n'avait
jamais fait de maladie grave. Par suite
d'un travail de cabinet soutenu, il fut
atteint d'une douleur de tête avec congestion sanguine. Cette douleur existait
depuis trois ans; elle occupait principalement les régions temporales et occipi-
tale; elle était continue, et parfois elle
se faisait sentir avec plus d'intensité, surtout après une longue lecture. La con-

gestion sanguine était quelquefois telle,
que M. D... ne pouvait pas lire plus
d'un quart d'heure, à cause de la con-
fusion des lettres. Il lui semblait avoir
un brouillard devant les yeux. La digestion était dérangée, l'appétit nul. Il res-
sentait très souvent, après avoir fait deux
cents pas, de la faiblesse aux membres
inférieurs qui l'obligeait de s'arrêter.
Tous ces phénomènes semblaient annon-
cer que le cerveau avait attiré à lui les
forces des autres organes. L'indication à
remplir était de rétablir l'équilibre et de
produire une révulsion sur le système
musculaire et sur le canal intestinal ;
cette dernière partie surtout était d'une
faiblesse extrême. Les eaux ferrugineuses
furent prises par M. D..., tant en bains
qu'en boisson. A peine trois jours se fu-
rent-ils écoulés, qu'il éprouva un chan-

gement très marqué; moins de douleur de tête, appétit assez bon; les forces musculaires s'étaient développées d'une manière prodigieuse. M. D... fit le quatrième jour une demi-lieue du côté du Vieux Castéra. Le dixième jour, M. D... n'éprouva plus de céphalalgie; l'appétit était bien rétabli. Il y avait fort longtemps qu'il ne pouvait plus manger de viande; à cette époque il en mangeait beaucoup plus qu'il n'avait fait depuis vingt ans, sans le moindre dérangement de la digestion. Les muscles avaient acquis toute la force que l'âge et la constitution pouvaient comporter. Après un mois de séjour à Castéra-Verduzan, M. D... se retira bien rétabli.

*

VII.[e] OBSERVATION.

Menstruation précédée de douleurs générales, et suivie d'une fièvre intermittente qui avait nécessité pendant dix mois l'usage du sulfate de quinine.

Madame P..., âgée de trente-deux ans, d'une très forte constitution, d'un tempérament bilieux, n'avait jamais été malade. Mariée et mère de trois enfans, elle éprouva une suppression de règles à la suite d'une vive frayeur. Cet accident lui occasiona une attaque de nerfs qui dura deux jours. Tous les mois depuis cette époque, deux jours avant d'a-

voir ses règles, elle éprouvait des accès hystériques avec des douleurs très vives aux
lombes et aux membres. Les règles, au
lieu de durer six jours comme avant l'accident ne coulaient que quatre jours et
avec moins d'abondance. Le troisième
jour, après que les règles avaient cessé,
vers trois heures de l'après-midi, elle était
saisie spontanément d'un frisson, qui
commençait aux jambes, et de là s'étendait à tout le corps; il durait une ou
deux heures, accompagné et suivi de
céphalalgie. A ce frisson succédait une
forte chaleur qui durait cinq ou six heures, et une sueur abondante terminait
tous ces phénomènes fébriles. Cette fièvre
s'est renouvelée pendant dix mois à l'é-
poque des règles, et chaque fois, après
trois accès, on a administré le sulfate de
quinine, qui a constamment suspendu la

fièvre, jusqu'à la menstruation suivante. Voyant que la fièvre revenait à chaque période menstruelle, le médecin de madame P... lui conseilla d'employer les eaux de Castéra-Verduzan. A son arrivée elle me consulta : cette fièvre me parut entretenue par l'état anormal de l'utérus ; je pensai que par le rétablissement des menstrues dans leur état naturel, la fièvre disparaîtrait; à cet effet, je conseillai les eaux ferrugineuses. Les menstrues parurent huit à dix jours avant l'époque, sans le moindre phénomène nerveux ; elles furent plus abondantes que de coutume, et elles durèrent sept jours. Après cette évacuation, madame P... resta encore huit jours à Castéra, sans ressentir aucun phénomène fébrile. Elle se retira bien portante, plus grasse et plus fraîche.

*

VIIIe OBSERVATION.

**Affection vermineuse compliquée de symptômes
hystériques.**

Madame A..., âgée de vingt-cinq ans,
d'un tempérameut nerveux, et mariée
à dix-huit ans, s'était toujours bien portée jusqu'à ce qu'elle fît une chute de cheval, il y a dix-huit mois. Elle avait alors
ses règles, qui se supprimèrent, et elle fut
sans connaissance pendant deux ou trois
heures; on employa avec succès les saignées et les émolliens. Madame A... a
toujours été sujette aux vers lombrics,
elle en a rejeté des pelotons. Depuis

cette chute, les règles, au lieu de revenir tous les mois, paraissaient tous les
douze jours avec assez d'abondance. Vers
la fin de juin, madame A... commença
à perdre son appétit, à éprouver quelques tiraillemens dans les membres, et
des mouvemens de gargouillement dans
le conduit intestinal ; elle fut dans cet
état jusqu'au 15 juillet, époque à laquelle,
vers six heures du soir, elle fut prise
d'une attaque de nerfs avec perte de connaissance, convulsions des membres et
de l'appareil digestif, difficulté de respirer, gonflement de la partie antérieure
du cou ; cet accès, qui revenait tous les
jours à la même heure, durait ordinairement un quart d'heure, quelquefois
une demi-heure ; à la suite de cet état
nerveux, il y avait rétention d'urine,
constipation opiniâtre et grand abatte-

ment. Madame A..., par ordonnance de son médecin, arriva à Castéra-Verduzan le 20 août 1827. A cause de l'irritation de l'estomac, les bains et les eaux sulfureuses furent conseillés pendant cinq ou six jours ; après quoi on employa en boisson les eaux ferrugineuses coupées avec du lait. Les accès, qui revenaient tous les soirs depuis plus de cinq semaines, disparurent entièrement après huit à dix jours. Le sommeil, qui était nul depuis plus de deux mois, revint. L'appétit, la force, la fraîcheur, en un mot, l'équilibre se rétablit. Madame A... expulsait tous les jours par les selles plusieurs vers lombrics. Il y avait quinze jours qu'elle n'avait plus d'accès lorsqu'elle partit.

✳

IXe OBSERVATION.

Hépatite chronique avec anémie.

M. P..., âgé de treize ans, d'un tempérament bilieux, se rendit à Castéra-Verduzan, dans la convalescence d'une fièvre tierce qui avait été traitée par le sulfate de quinine; visage bouffi, peau de tout le corps tirant sur le jaune, état de langueur, anémie, lèvres et langue pâles, circulation tant lymphatique que sanguine extrêmement faible; appétit bon, digestion facile, foie gorgé, douloureux à la pression. Le malade, dans cet état, fit usage de l'eau des deux sources; après quinze jours, le foie ne présentait plus d'engorgement , l'estomac paraissait exempt d'irritation; alors les eaux ferrugineuses furent employées seules. L'intéressant enfant quitta Castéra bien rétabli, après y avoir passé un mois.

Je pense que le foie sert à l'hématose. Cet organe étant affecté chez le jeune malade, avait produit l'anémie. L'indication était de donner du ton et de résoudre l'engorgement du foie, aussi je conseillai les deux eaux simultanément : ce qui réussit.

*

Xe OBSERVATION.

Dartre furfuracée.

M. P..., âgé de quarante-cinq ans,

bilioso-sanguin, portait une dartre depuis huit ans, sur la partie antérieure et postérieure de la poitrine. Dès le sixième bain sulfureux, M. P... s'aperçut d'une grande amélioration dans son état. Après le vingt-cinquième cette affection disparut entièrement.

*

XIe OBSERVATION.

Pales couleurs.

Mademoiselle X..., âgée de dix-huit ans, d'un tempérament bilieux, d'une forte constitution, eut, il y a sixmois, une suppression de règles à la suite d'une vive frayeur; beaucoup de moyens phar-

maceutiques furent employés sans succès.
Les fonctions étaient devenues languis-
santes. La peau était d'une couleur jaune
verdâtre. Ce fut dans cet état que mademoiselle X... se rendit à Castéra-Verduzan, le 20 août 1828; nous conseillâmes les bains et les eaux de la source
ferrugineuse. Le huitième jour les règles
parurent avec abondance, et coulèrent
pendant cinq jours. Lorsque mademoiselle X... quitta Castéra, toutes les
fonctions s'exerçaient librement, la peau
avait repris sa couleur et sa consistance
naturelles.

*

XIIe OBSERVATION.

Atonie de l'estomac compliquée de douleurs ner-
veuses des membres inférieurs.

M. C..., de Villeneuve-sur-Lot, âgé de quarante-cinq ans, d'un tempérament irritable, sujet à des douleurs nerveuses, et petit mangeur (il n'avait jamais fait d'excès), se trouvait sans appétit depuis plusieurs années, et en proie aux douleurs nerveuses les plus vives. Il y avait dix mois qu'il ne dormait pas; il ne pouvait rien avaler de solide; il vivait de lait et de chocolat; tout son corps était dans un grand dépérissement. Après

avoir mis inutilement en usage les eaux
de Cauterets, de Saint-Sauveur, et tous
les antispasmodiques, il se rendit aux
eaux de Castéra-Verduzan. Les eaux sulfureuses et ferrugineuses furent employées en même temps. Après trente-
sept jours, M. C... quitta Castéra,
éprouvant une grande amélioration :
l'appétit était assez bon, il pouvait
manger des substances solides, et la
digestion s'en faisait très bien. Il avait
repris beaucoup de force. Deux mois
après que M. C... eut quitté Castéra, il
jouissait d'une excellente santé. Nous
avons eu la douce satisfaction de le revoir l'année suivante, non pas pour
faire usage des eaux, mais pour témoi-
gner sa reconnaissance à nos fontaines,

*

XIIIe OBSERVATION.

Anévrisme du cœur avec hépatite chronique.

M. B..., âgé de quarante-sept ans, avait toujours joui d'une très bonne santé jusqu'à ce qu'il éprouvât, il y a environ six ans, des palpitations de cœur avec un léger gonflement du côté gauche de la poitrine, lorsqu'il montait une côte. Cinq ans se passèrent dans cet état. Il y a huit mois seulement qu'il perdit l'appétit, et qu'il s'aperçut dans l'hypochondre droit d'une tumeur qui se continuait vers l'épigastre ; le cinquième mois de ce dérangement, les urines diminuèrent, et une leucophlégmatie se manifesta : ce fut à cette époque que M. B... se rendit à Castéra-Verduzan, le 15 juillet 1828. D'après l'état de la respiration, les battemens du cœur, et la rénitence que présentait l'hypochondre droit, je reconnus une affection organique du cœur avec une hépatite chronique ; comme l'infiltration du tissu cellulaire sous cutané s'opposait à l'usage des bains, M. B... ne prit que les eaux sulfureuses en boisson ; les urines devinrent plus abondantes, et le dixième jour le malade éprouva un grand amendement. Pour aider les effets des eaux, je conseillai l'oximel colchique. Après cinq semaines de séjour à Castéra-Verduzan, l'infiltration disparut, la région du foie ne présenta plus de rénitence, et on observait un peu moins de désordre dans les battemens du cœur. L'affection principale de M. B... étant la maladie du cœur, je conseillai l'emploi de la poudre de digitale pourprée. Ce fut dans cet état que le malade se retira.

A toutes ces observations particulières, nous pourrions en ajouter beaucoup d'autres aussi détaillées, mais nous craindrions de donner trop d'étendue à ce recueil. Nous ne saurions néanmoins passer entièrement sous silence quelques autres affections que nous avons vues guérir par les eaux de Castéra-Verduzan. En voici seulement les titres, pour abréger.

Un squirrhe du col de l'utérus, guéri par l'eau sulfureuse, qui produisit une diarrhée pendant quinze jours, chez une dame de quarante-deux ans, d'un tempérament nerveux.

Des douleurs qui avaient succédé à la disparition d'un zona, bien soulagées au moyen des eaux sulfureuses, chez un individu de soixante-huit ans qui était en proie à ces douleurs depuis trois mois, sans que rien eût pu les calmer.

Une irritation de la membrane muqueuse buccale et pharyngienne, à la suite de la disparition d'une éruption pustuleuse qui occupait la peau du dos, guérie au moyen des bains sulfureux.

Des névroses de l'estomac et des intestins, très fréquemment guéries au moyen des deux eaux prises alternativement.

Une inflammation chronique du foie, avec débilité de l'estomac, produite par l'usage long-temps continué de l'extrait gommeux d'opium : ces deux affections ont été guéries, après cinquante-deux jours de l'usage des eaux ferrugineuses.

Un catarrhe chronique de la vessie à la suite d'une métastase d'une affection dartreuse du scrotum.

Une tumeur développée dans le flanc droit à la suite de couches.

Une inflammation chronique de la membrane muqueuse du rectum.

Une dartre phlycténoïde qui occupait toute la partie antérieure de la jambe gauche, et qui avait fait cesser une douleur vive de l'estomac et de la partie supérieure de l'intestin.

Une colique néphrétique calculeuse.

Une inflammation chronique de la membrane muqueuse de l'estomac, à la suite d'une inflammation boutonneuse de la peau.

Une vaginite chronique avec affection dartreuse.

Une blénorrhée très ancienne.

Ces différentes affections ont été guéries par l'usage des eaux et des bains, soit sulfureux soit ferrugineux.

Nous pensons que ces observations, dont nous garantissons l'exactitude, suffiront pour démontrer aux plus incrédules les vertus des eaux minérales de Castéra-Verduzan.

§ III.

Observations

Recueillies par le docteur Cupuron.

✳

Ire OBSERVATION.

Dartre écailleuse.

Une dame, âgée de quarante-six ans, d'un tempérament lymphatico-sanguin, n'était plus sujette aux menstrues depuis deux ans. Son visage et presque tout son corps étaient couverts de dartres écailleuses qui lui causaient beaucoup de dé-

mangeaisons. Elle arriva vers la mi-août
à Castéra-Verduzan, et y prit les eaux et
les bains sulfureux. Elle en seconda l'effet
par un régime adoucissant ; le lait et les
végétaux étaient presque toute sa nourriture. Elle se retira vers la fin de septembre avec le corps entièrement net. On
n'y apercevait plus que quelques taches
rouges dans les endroits où les écailles
avaient été les plus épaisses.

✳

IIe OBSERVATION.

Douleur d'estomac et d'intestin, causée par un
breuvage irritant.

M. D..., âgé d'environ cinquante ans,

très brun, sanguin et d'une extrême gaieté, avait pris par mégarde un verre d'eau alumineuse. Il éprouva des douleurs d'estomac et d'entrailles qui lui causèrent beaucoup d'inquiétude. Un mois de séjour à Castéra-Verduzan le rétablit dans son état naturel. Il se trouva fort soulagé aussitôt qu'il eut commencé l'usage des eaux et des bains. Il ne fut même pas obligé de se soumettre à un régime très sévère.

✻

IIIe OBSERVATION.

Faiblesse causée par l'onanisme.

Un jeune homme de dix-neuf à vingt

ans, d'un tempérament nerveux·sanguin, s'était réduit à une grande faiblesse en se livrant à l'onanisme. Il souffrait beaucoup du dos et des lombes; il chancelait même sur ses jambes. Son visage était devenu maigre, et avait perdu la fraîcheur de la jeunesse. Il était triste, et son état avait commencé d'alarmer sa famille; les eaux et les bains ferrugineux, presque à la température ordinaire, lui rendirent la santé, la force et le coloris naturel.

✳

IVe OBSERVATION.

Ictère et tumeur à l'hypocondre droit.

Une dame âgée de quarante-huit ans, forte et bien constituée, s'était bien portée jusqu'à la cessation des menstrues. Ictérique depuis deux ans, elle avait une tumeur qu'on distinguait très bien sous l'hypocondre droit, presque au bord des fausses côtes. Elle n'y éprouvait aucune douleur. Cependant l'appétit avait disparu, elle ne pouvait plus manger qu'un peu de soupe. Son médecin l'avait envoyée à Castéra-Verduzan; mais, fatiguée par le mouvement de sa voiture ou par l'ardeur excessive du soleil, elle ressentit à son arrivée quelque souffrance du côté du foie et vers le creux de l'estomac. Elle voulut essayer de prendre les eaux minérales ; mais les douleurs se changèrent en élancemens et en tiraillemens insupportables qui l'empêchèrent de continuer l'usage de ce remède. Elle fut obligée de repartir après quelques jours de repos.

Cette observation prouve que les eaux minérales ne conviennent point dans les maladies aiguës, ni dans les maladies chroniques exaspérées par une cause qui a violemment irrité les organes affectés.

*

Vᵉ OBSERVATION.

Gastro-entérite chronique produite par le vin et l'eau-de-vie.

M. A..., âgé de cinquante-six ans, robuste et sanguin, brun foncé, n'avait jamais mis d'eau dans son vin, depuis une quarantaine d'années. Il avait la réputation de grand buveur dans la contrée qu'il habitait. Quand il sentait son corps s'affaiblir, il prenait de l'eau-de-vie ou de la liqueur ; mais ce moyen, loin de le fortifier, produisait l'effet contraire. Son visage était bourgeonné, et sa vue s'obscurcissait de plus en plus. Il se plaignait depuis quelques années de douleurs sourdes vers le creux de l'estomac et de quelques duretés autour de l'ombilic. Un jour, dans l'espoir de mettre fin à ses souffrances, il eut recours, malgré l'avis de son médecin, au trop fameux remède de Leroi ; mais il fut bien trompé dans son attente. Il eut des vomissemens et des selles dont le nombre et la violence l'avaient presque exténué. Cependant, après s'être rétabli, ils se rendit à Castéra-Verduzan vers la fin de la saison. Il but d'abord de l'eau sulfureuse, dont il se trouva bien. Cela lui fit faire des réflexions, et lui prouva que *la douceur fait souvent plus que la violence.* Il continua d'aller de mieux en mieux jusqu'au commencement d'octobre, époque où il retourna chez lui, bien décidé à changer de conduite et à boire moins de vin.

Ce n'est pas la seule fois que nous avons vu arriver à Castéra-Verduzan des malades qui avaient pris imprudemment le vomi-purgatif de Leroi. Tous se plaignaient de douleurs d'estomac et de ventre ; tous avaient perdu l'appétit, et venaient prendre les eaux pour remédier aux désordres de leur conduit alimentaire. Quelques uns étaient soulagés; d'autres restaient dans le même état. Cette différence venait de ce qu'ils n'avaient pas eu tous la même force pour résister au banal et empirique breuvage.

*

VIe OBSERVATION.

Métrite chronique.

Une dame âgée de trente-six ans, lymphatique et nerveuse, blonde, était mère de plusieurs enfans ; elle avait depuis quelques années des flueurs blanches qui coulaient d'autant plus ou moins abondamment que la température était plus ou moins humide et froide. Sa matrice était un peu dure et engorgée, mais point douloureuse. Arrivée à Castéra-Verduzan, elle fut momentanément soulagée par les eaux et les bains ferrugineux et sulfureux qu'elle prenait alternativement. Mais des affaires de famille l'obligèrent d'en cesser l'usage. Elle repartit avec le regret de ne pouvoir continuer un remède dont elle espérait sa complète guérison. Nous lui recommandâmes de se tenir bien vêtue et de porter habituellement de la flanelle sur tout le corps. L'expérience nous a prouvé que ce vêtement était le plus salutaire aux femmes affectées de la même maladie.

✳

VIIe OBSERVATION.

Calculs des reins.

M. P.... âgé d'environ quarante-cinq

ans, pléthorique, gras et de moyenne taille, avait le teint frais et coloré, la peau blanche, et les cheveux châtains. C'était l'image de la santé. Cependant il se plaignait de douleurs de reins et de pesanteur à la vessie ; quelquefois il urinait difficilement, et rendait une matière sablonneuse, rougeâtre, qui se déposait au fond du vase. Il attribuait cette incommodité, soit à un vice héréditaire, soit à des écarts de jeunesse et de régime. Il avait aimé et aimait encore la bonne chère, le bon vin et le jeu. Pendant son séjour à Castéra-Verduzan, il prenait exactement les eaux et les bains sulfureux, mais ensuite il ne faisait aucun exercice. Il ne manquait aucun repas, mangeait et buvait bien, puis se mettait au jeu, et ne quittait la partie que pour aller se coucher vers dix heures du soir. Malgré cette vie sédentaire et cette conduite peu réglée, les eaux ne laissaient pas de lui faire le plus grand bien. Il urinait sans douleur et à plein canal. Toutes ses voies, disait-il, semblaient s'être adoucies, relâchées, dilatées. Il rendait parfois de petits calculs d'acide urique, dont le volume égalait celui d'un pois ou d'un grain de maïs. D'après ce soulagement manifeste, peut-on douter que les eaux n'eussent beaucoup contribué à sa guérison radicale, s'il en eût secondé les effets par tous les moyens accessoires? Nous lui donnions souvent ce conseil, il n'avait pas la force de le suivre. D'ailleurs, il ne fit que paraître à l'établissement; à peine y passa-t-il une quinzaine. Qu'était-ce que cette courte médication pour une maladie qui remontait à la jeunesse, peut-être à la naissance de l'individu?

*

VIIIe OBSERVATION.

Gonflement énorme du pied gauche.

M. B..., habitante de Villeneuve-sur-Lot, âgée d'environ cinquante ans, lymphatique, pâle et ridée, était exempte de flux menstruel depuis une dizaine d'années. Sa misère était telle qu'elle pouvait à peine vivre du travail de ses mains. Des dames charitables l'avaient emmenée avec elles, parcequ'elles avaient eu compassion de son état. Son pied gauche était devenu si volumineux depuis deux ans, qu'il n'offrait plus qu'une masse

dure, pesante et informe , mais peu douloureuse. Cette tumeur ne s'élevait pas
au-dessus des malléoles. La malade ne
pouvait pas trop en assigner la cause.
D'après quelques conjectures , nous
soupçonnâmes une entorse négligée , et
par suite, un engorgement des organes
qui entourent l'articulation du pied avec
la jambe La marche était impossible
sans le secours d'une échasse. Les eaux en
boisson , les bains et les douches n'avaient
encore produit aucun effet sur cette
pauvre femme, lorsque nous fûmes con-
sulté pour elle par ses bienfaitrices. Nous
conseillâmes deux fois l'application de
vingt-cinq ou trente sangsues. Dès ce
moment, la tumeur du pied se ramollit
un peu et devint plus légère. Les bains et
les douches furent ensuite plus efficaces
et achevèrent la guérison. Elle fut si

prompte, qu'en moins de trois semaines
la malade fut en état de marcher avec
un simple bâton, et puis seule. Elle
laissa son échasse à l'établissement, et
partit contente, pleine de reconnaissance
pour les eaux, pour les dames qui
l'avaient conduite et pour le médecin
qui lui avait donné des conseils. Elle se
faisait une fête, disait-elle, de descendre
de voiture avant d'arriver dans sa ville,
pour y rentrer à pied. Elle voulait rendre ses concitoyens témoins du merveilleux changement qui s'était opéré en elle
à Castéra-Verduzan.

*

IXe OBSERVATION.

Rhumatisme aigu.

Un employé à l'établissement, âgé de quarante-cinq ans, sanguin, robuste, très brun et très velu, était retenu dans son lit depuis environ un mois par un rhumatisme de presque toutes les articulations. On lui avait fait d'abord prendre les eaux et les bains; il avait été purgé; du bouillon gras était sa seule nourriture. Mais ces remèdes et ce régime avaient été inutiles. La maladie était encore dans toute sa force, lorsque nous arrivâmes vers la fin de juillet 1822, pour inspecter les eaux; il souffrait des douleurs atroces qui l'empêchaient de faire le moindre mouvement. Point de sommeil; la peau était chaude, aride; nul appétit, soif extrême. Nous l'aurions saigné du bras, si nous n'avions pas craint d'augmenter la faiblesse que la maladie avait déjà produite par sa longueur. Nous eûmes donc recours aux sangsues que nous fîmes appliquer hardiment partout où la douleur se manifestait. Nous l'attaquâmes d'abord ainsi aux épaules, et nous la poursuivîmes successivement jusqu'aux genoux et aux poignets. Après ces trois assauts, elle ne reparut plus. Le calme, le mouvement et le sommeil se rétablirent. Nous avions mis le malade à la diète la plus sévère; il ne buvait que de l'eau gommée, malgré les instances de sa femme, qui se lamentait, et craignait de le voir périr d'inanition s'il ne prenait quelque nourriture, au moins un peu de bouillon. Il eut le courage de résister à toutes ces importunités et de se mettre au-dessus de la crainte. Enfin, une quinzaine après, il rêve qu'il trouve du goût à quelques alimens. Dès lors, envie de manger qui augmente à mesure qu'on la satisfait. La convalescence se déclare franchement ; il ne reste qu'un peu d'engourdissement aux articulations qui avaient été le siége des plus cruelles douleurs. Mais les eaux en boisson et les bains sulfureux, quand il purent être supportés, dissipèrent ces légers reliquats, et complétèrent la guérison.

*

Xᵉ OBSERVATION.

Dartre ulcérée des jambes.

N..., âgée de quarante ans, lympha-
tico-sanguine, mariée et sujette encore
au flux menstruel, avait les jambes en-
flées et couvertes de dartres qui en
avaient ulcéré la peau. On lui avait
conseillé diverses pommades, des tisanes
qu'on qualifiait du titre de rafraîchissantes et de dépuratives. Rien ne l'avait
encore soulagée, lorsqu'elle se rendit à
Castéra-Verduzan. Nous lui conseillâmes d'abord l'application de quinze sangsues à chaque jambe pour en opérer le

dégorgement, puis des cataplasmes émolliens pour faire tomber les croûtes et les écailles qui recouvraient ou environnaient les ulcères. Les eaux sulfureuses en boisson, en bains et en fomentation hâtèrent ensuite tellement la guérison, que tout fut cicatrisé en fort peu de temps. La malade ne demeura pas plus d'un mois à l'établissement.

*

XIe OBSERVATION.

Goutte chronique.

M*** ancien homme de loi, plus que sexagénaire, sanguin, très brun, autrefois grand mangeur, très gras, se rendit à Castéra-Verduzan vers la fin de septembre, époque où tout le monde songeait à se retirer. Il voulait se débarrasser, avant le retour de l'hiver, d'un reste de goutte qui l'avait rendu presque perclus. Toutes les articulations étaient si douloureuses et d'une telle rigidité, qu'il ne pouvait presque faire aucun mouvement, pas même se mettre au lit sans le secours de son domestique. Il fallut le porter au bain les premiers jours. Mais à peine en eut-il pris une demi-douzaine d'eau sulfureuse, qu'il descendit seul et sans aide à l'établissement. Ses membres reprenaient leurs fonctions, et il serait incontestablement guéri, si la saison, qui commençait à se refroidir, ne l'eût forcé d'interrompre l'usage du remède qui l'avait déjà beaucoup soulagé. Il retourna chez lui dès le commencement d'octobre en bien meilleur état qu'il n'était arrivé.

*

XIIe OBSERVATION.

Bronchite ou catarrhe chronique.

Un propriétaire des environs, âgé de trente-deux ans, d'un tempérament sanguin et nerveux, avait le corps grêle et la poitrine délicate; il s'enrhumait très facilement l'hiver, malgré toutes les précautions qu'il prenait; il avait eu une ou deux pleurésies. L'été, il conservait toujours quelques restes de toux, des douleurs dans le dos. Dès que le temps devenait un peu humide, il éprouvait des picottemens à la gorge ; sa voix devenait un peu aigre. Il se rendait tous les ans à Castéra-Verduzan, où nous l'avons vu deux fois. L'usage des eaux sulfureuses en boisson et en bains lui rendait chaque fois la santé ; il prenait même un peu d'embonpoint. Enfin il se retirait au bout d'un mois ou de cinq semaines, mais pour gagner, durant l'hiver, un nouveau rhume qu'il guérissait par un nouveau retour aux eaux ; il disait que c'était le seul remède qui le fît suer, et qui lui dégageât la poitrine.

*

XIIIe OBSERVATION.

Pâles couleurs.

Une demoiselle, âgée de trente ans,

d'un tempérament sanguin, avait le visage jaune-verdâtre et les yeux de la même couleur. La langue et l'intérieur de la bouche étaient pâles. La malade, outre cela, sentait de la pesanteur à l'estomac. Le ventre était un peu gonflé; point d'appétit, nulle disposition au mouvement. Le flux périodique et ordinaire au sexe s'était supprimé. L'usage des eaux et des bains sulfureux dissipa tous ces symptômes; la guérison fut complète en trois semaines.

*

XIVe OBSERVATION.

Affection du foie.

Une dame âgée de cinquante ans, d'un

tempérament sanguin, brune, éprouvait de la pesanteur et des battemens vers le creux de l'estomac et sous les fausses côtes droites. Ces symptômes s'étaient manifestés depuis qu'elle n'était plus sujette à la menstruation. Elle croyait avoir le foie malade, ce qui la rendait triste ; elle ne mangeait pas. Les eaux et les bains sulfureux lui rendirent la santé, l'appétit et la gaieté.

———

REMARQUE.

Outre les cas rapportés ci-dessus, nous avons observé que les eaux et les bains de Castéra-Verduzau avaient été salutaires à certains malades qui se plaignaient de coliques ou douleurs abdominales après des gastro-entérites incomplètement guéries ; à plusieurs autres dont les jambes étaient en partie couvertes de dartres pustulo - croûteuses ; à quelques uns tourmentés de néphrite-calculeuse ; à une jeune demoiselle très nerveuse et affectée d'un spasme de l'œsophage, etc.

FIN.

TABLE.

✳

FIN DE LA TABLE.

ERRATA.

Pag. 1, *lig.* 7, dont *lisez* d'où.

8, 2, abandonné *lisez* abandonnée.

16, 6, devant le village *lisez* dans le village.

36, 8, en hiver comme en été *lisez* l'hiver comme l'été.

57, 7, quelques *lisez* quelque.

114, 11, de petit repas *lisez* de petits repas.

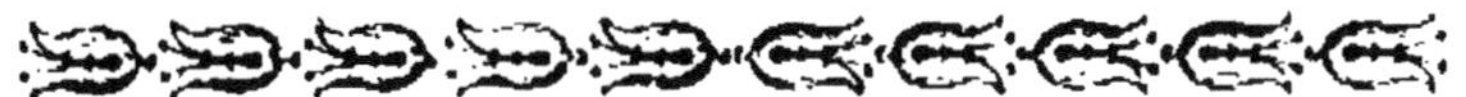

Extrait du Catalogue

DE

Mlle DELAUNAY,

LIBRAIRE,

PLACE ET VIS-A-VIS DE L'ÉCOLE DE MÉDECINE, A PARIS.

*

ANNALES DE LA MÉDECINE PHYSIOLOGIQUE; par F.-J.-V. BROUSSAIS, docteur en médecine, médecin en chef du Val-de-Grâce. Neuvième année, 1830.

Conditions de l'abonnement.

Le Journal paraît régulièrement depuis 1822, tous les mois, par cahier de 8 à 9 feuilles in-8°.

Le prix de l'abonnement annuel, pour Paris, est de .... 27 fr.

— Franc de port par la poste, pour les départemens, de .... 31 fr.

— Pour les pays étrangers, ... 35 fr.

La collection complète des huit années publiées forme maintenant 20 vol. in-8°; savoir : ANNALES, 16 vol.; TRAITÉ DE PHYSIOLOGIE, 2 vol.; COMMENTAIRES SUR LA PATHOLOGIE, 2 vol. Prix, 200 fr.

Chaque année séparée,   27 fr.

EXAMEN DES DOCTRINES MÉDICALES ET DES SYSTÈMES DE NOSOLOGIE; par F.-J.-V. BROUSSAIS. 3ᵉ édition. Paris, novembre 1829. 4 vol. in-8°. Prix,   28 fr.

TRAITÉ DE PHYSIOLOGIE appliquée à la la pathologie; par F.-J.-V. BROUSSAIS, chevalier de l'ordre royal de la Légion-d'Honneur, médecin en chef, premier professeur à l'Hôpital militaire d'instruction de Paris. 2 volumes in-8°. Prix,   13 fr.

COMMENTAIRES DES PROPOSITIONS DE PATHOLOGIE, consignés dans l'Examen des doctrines médicales; par F.-J.-V. BROUSSAIS. 2 vol. in-8°. 1829. Prix,   13 fr.

DE L'IRRITATION ET DE LA FOLIE, ouvrage dans lequel les rapports du physique et du moral sont établis sur les bases de la médecine physiologique, avec cette épigraphe : *Lisez*. Paris, 1 vol. in-8°, 1828. Prix,   8 fr.

RÉPONSES aux critiques de l'ouvrage du docteur Broussais sur *l'Irritation et la Folie*. Paris, 2ᵉ édition, 1828, broch. in-8°. Prix,   2 fr. 50 c.

LE CATÉCHISME DE LA DOCTRINE PHYSIOLOGIQUE,

ou Dialogue entre un savant et un jeune médecin , élève du professeur Broussais ; contenant l'exposé succinct de la nouvelle doctrine médicale et la réfutation des objections qu'on lui oppose : ouvrage destiné à faciliter l'étude de cette doctrine aux élèves en' médecine. aux officiers de santé , aux praticiens qui auraient négligé de s'en occuper, et propre à en donner une juste idée aux gens du monde.

Le même , traduit en espagnol et augmenté par D.-M. Hurtado. Madrid , 1826 , 1 vol. in-4°. Prix ,   10 fr.

De la théorie médicale dite pathologique , ou Júgement de l'ouvrage de M. Prus , intitulé *De l'Irritation et de la Phlegmasie.* (Extrait des *Annales.*) 1 vol. in-8°. Paris , 1826. Prix, 3 fr.

Atlas historique de la médecine , composé de tableaux sur l'histoire de la médecine et de ses différentes branches, depuis l'antiquité jusqu'à nos jours ; par M. Casimir Broussais, docteur médecin , chirurgien , aide-major attaché au Gymnase normal militaire, professeur agrégé près la faculté de médecine de Paris. in-folio. Novembre 1829. Prix ,   13 fr.

Sur la duodénite chronique ; par Casimir Broussais, docteur en médecine. In-8°. Pr., 2 f. 25 c.

Competitio ad aggregationem jussu regis optimi , et ex mandato summi regiæ universitatis

magistri instituta anno 1829; par Casimir
Broussais. Prix, 1 fr. 50 c.

Compte rendu de la clinique de M. Broussais,
médecin en chef de l'Hôpital militaire d'instruction de Paris, pendant le premier semestre de
l'année scolaire 1826-1827, novembre, décem-
bre, janvier, février, mars ; par Casimir Broussais. (Extrait des *Annales de la médecine physiologique.*) Paris, 1827, in-8°. Prix, 2 fr. 50 c.

Considérations générales sur l'état actuel de la
médecine ; par Charbonnier. 1 vol. in-8°. Dé-
cembre 1829. Prix, 3 fr.

La Méthode ovalaire, ou Nouvelle Méthode
pour amputer dans les articulations; par H. Scou-
tetten, docteur médecin de la Faculté de Paris,
avec onze planches lithographiées en partie d'a-
près les dessins de Moreau, élève de David,
chirurgien aide-major au 6ᵉ régiment de la garde
royale. Prix, 6 fr.

Traité du Croup et Examen critique de quelques opinions sur cette maladie ; par F.-P.
Émangard, docteur en médecine de la faculté
de Paris. Avec les Mémoires additionnels.
Prix, 6 fr. 50 c.

Mémoire sur la diphthérique ; par Émangard,
In-8°. Prix, 2 fr. 25 c.

Les deux mémoires additionnels. Prix, 3 fr. 50 c.

DEMONTEGRE. Des hémorrhoïdes, ou Traité analytique de toutes les affections hémorrhoïdales. Paris, 1829, 1 vol. in-8°. Prix,   5 fr.

Nouvelle Toxicologie, ou Traité des poisons et de l'empoisonnement, sous le rapport de la chimie, de la physiologie, de la pathologie et de la thérapeutique; par Guérin (de Mamers), docteur-médecin de la Faculté de Paris. 1 vol. in-8°, 1826. Prix,   6 fr.

De la non-existence du virus vénérien, prouvée par le raisonnement, l'observation et l'expérience, avec un Traité Théorique et Pratique des maux vénériens, rédigé d'après les principes de la nouvelle doctrine; par L.-J.-R. Richond des Brus, du Puy, docteur-médecin de la Faculté de Paris. 3 vol. in-8°. Prix,   18 fr.

De l'influence de l'estomac sur la production de l'apoplexie, d'après les principes de la nouvelle doctrine physiologique; Mémoire couronné par la Société royale de médecine de Bordeaux; par L.-J.-R.-A. Richond, docteur en médecine de la Faculté de Paris. 1 vol. in-8°. Prix, 3 fr.

Anatomie méthodique, ou Organographie humaine, en tableaux synoptiques, avec figures, à l'usage des universités, pour les facultés et écoles de médecine et de chirurgie; les Académies de peinture et de sculpture, et les collèges royaux : par J. SABLANDIÈRE, docteur-médecin.

Cet ouvrage paraît en deux parties : la première partie comprend l'*Ostéographie*, l'*Arthrographie*, la *Myographie* et l'*Aesthésiographie* ; la deuxième partie se compose de la *Splanchnographie*, la *Diacrisiographie*, l'*Angéiographie* et la *Névrographie*.

La totalité du texte en français, avec figures non coloriées, est de 26 fr., ou 3o fr. coloriées.

Chaque partie prise séparément est de 15 fr., ou 18 fr. coloriée.

Les mêmes conditions ont lieu pour l'édition latine.

Les textes français et latin réunis, avec un seul exemplaire des planches non coloriées, est de 34 f., ou 38 fr. coloriées.

MÉMOIRES SUR L'ÉLECTRO-PUNCTURE, considérée comme moyen nouveau de traiter efficacement la goutte, les rhumatismes et les affections nerveuses, et sur l'emploi du moxa japonais en France ; suivis d'un *Traité de l'acupuncture et du moxa*, principaux moyens curatifs chez les peuples de la Chine, de la Corée et du Japon ; ouvrage orné de figures japonaises ; par le chevalier SABLANDIÈRE, docteur en médecine, membre de plusieurs sociétés savantes. In-8°. Prix,   3 fr. 5o c.

———— *Imprimerie de* ————

Jules Didot, l'aîné,

IMPRIMEUR DU ROI

www.ingramcontent.com/pod-product-compliance
Ingram Content Group UK Ltd.
Pitfield, Milton Keynes, MK11 3LW, UK
UKHW021102230726
13926UKWH00004B/1978